Springer
Berlin
Heidelberg
New York
Barcelona
Hongkong
London
Mailand
Paris
Tokio

HNO Praxis heute

Begründet von H. Ganz

22

Herausgegeben von
E. Biesinger und H. Iro

Mit Beiträgen von

E. Biesinger, A. Bozzato, J. Constantinidis, P. A. Federspil,
E. R. Greimel, K. V. Greimel, R. Heermann, H. Iro, B. Kubicke,
T. Lenarz, O. Majdani, H. Pawlata, P. K. Plinkert, J. Rakoski,
G. Reiß, M. Reiß, J. Zenk

Mit 44 Abbildungen und 12 Tabellen

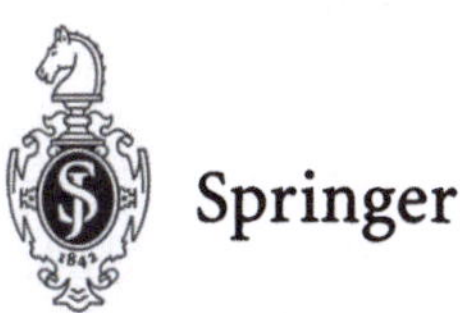

Springer

Redaktion HNO Praxis heute:

Dr. med. Eberhard Biesinger
Maxplatz 5
D-83278 Traunstein

Professor Dr. med. Heinrich Iro
Universitäts-HNO-Klinik
Waldstraße 1
D-91054 Erlangen

ISBN 978-3-642-52305-2   ISBN 978-3-642-55972-3 (eBook)
DOI 10.1007/978-3-642-55972-3

Springer-Verlag Berlin Heidelberg New York ist ein Unternehmen
der BertelsmannSpringer Science+Business Media GmbH

http://www.springer.de

Einbandgestaltung: de'blik, Berlin
Satz: Fotosatz-Service Köhler GmbH, Würzburg

Gedruckt auf säurefreiem Papier   SPIN: 10860452   24/3130 PF   5 4 3 2 1 0

Mitarbeiterverzeichnis

Bozzato, A., Dr. med.
Klinik und Poliklinik
für Hals-Nasen-Ohrenkranke
der Universität Erlangen-Nürnberg
Waldstraße 1
D-91054 Erlangen

Constantinidis, J., Dr. med.
Klinik und Poliklinik
für Hals-Nasen-Ohrenkranke
der Universität Erlangen-Nürnberg
Waldstraße 1
D-91054 Erlangen

Federspil, P. A., Dr. med.
Klinik und Poliklinik
für Hals-Nasen-Ohrenheilkunde
Universitätskliniken des Saarlandes
Kirrberger Straße
D-66421 Homburg/Saar

Greimel, E. R., Univ.-Doz. Dr. med.
Universitätsklinik
Auenbrugger Platz 14
A-8036 Graz

Greimel, K. V., Dr. med.
Landeskliniken Salzburg
Müllner Hauptstraße 48
A-5020 Salzburg

Heermann, R., Priv.-Doz. Dr. med
Hals-Nasen-Ohrenklinik
der Medizinischen Hochschule
Hannover
Carl-Neuberg-Straße 1
D-30625 Hannover

Kubicke, B.
Hörgeräte-Akustiker-Meister
Labor Bachmeier
Im Reichlfeld 4
D-83486 Ramsau

Lenarz, T., Prof. Dr. med.
Hals-Nasen-Ohrenklinik
der Medizinischen Hochschule
Hannover
Carl-Neuberg-Straße 1
D-30625 Hannover

Majdani, O., Dr. med.
Hals-Nasen-Ohrenklinik
der Medizinischen Hochschule
Hannover
Carl-Neuberg-Straße 1
D-30625 Hannover

Pawlata, H., Dr. med.
Facharzt für Hals-Nasen-
Ohrenkrankheiten
Langer Graben 1
A-6060 Hall

Plinkert, P. K., Prof. Dr. med.
Klinik und Poliklinik
für Hals-Nasen-Ohrenheilkunde
Universitätskliniken
des Saarlandes
Kirrberger Straße
D-66421 Homburg/Saar

Rakoski, J., Prof. Dr. med.
Klinik und Poliklinik
für Dermatologie
und Allergologie am Biederstein
Technische Universität München
Biedersteiner Straße 29
D-80802 München

Reiß, G., Dr. med.
Klinik und Poliklinik
für Neurochirurgie
Universitätsklinikum Dresden
Fetscherstraße 74
D-01307 Dresden

Reiß, M., Dr. med.
Hals-Nasen-Ohrenklinik
Städtisches Klinikum Görlitz
Moltkestraße 52
D-02826 Görlitz

Zenk, J., Priv.-Doz. Dr. med.
Klinik und Poliklinik
für Hals-Nasen-Ohrenkranke
der Universität Erlangen-Nürnberg
Waldstraße 1
D-91054 Erlangen

Rhinologie

Mundhöhle/Rachen

Laryngologie/Phoniatrie

Regionale plastische Chirurgie

Spezielle Tumorkapitel

Allgemeine Themen/Randgebiete

Inhaltsverzeichnis

Vorwort

Passend zu dem Motto der Jahresversammlung der Deutschen Gesellschaft für HNO-Heilkunde, Kopf- und Halschirurgie wird der vorliegende Band geprägt von modernen technischen Verfahren. Unter den Schlagwörtern „computergestützte Chirurgie", „Robotik" und „Navigation" wird auch dem erfahrenen Operateur suggeriert, dass er mit seiner manuellen Geschicklichkeit langsam ersetzbar ist. Dass dies nicht der Fall ist und auch nicht sein wird, zeigen die beiden diesbezüglichen Artikel in dem nun vorliegenden Buch. Zukunftsweisend ist auch der Artikel von Frau Dr. Greimel über eine noch junge Wissenschaft: die Forschung zur Lebensqualität. In der Zukunft werden wir bei Indikationsstellungen für bestimme Therapieverfahren nicht nur die Heilung als Aspekt in den Mittelpunkt stellen müssen, sondern auch den Begriff und den Inhalt der Lebensqualität. Hierzu gibt der Artikel einen ersten Einblick. Sehr praxisnah gestalten sich die Themen „burning mouth" und Lebensmittelallergie sowie der Artikel zur Otoplastik. Schließlich stellen die Ausführungen über die operative Behandlung von Komplikationen einer akuten und chronischen Sinusitis ein Thema dar, das insbesondere auch angehende Fachärzte interessieren wird.

Insgesamt sind wir stolz darauf, dass – termingerecht – einige HNO-relevante Themen schlaglichtartig dargestellt werden können.

Wir möchten uns ganz herzlich bei den Autoren bedanken!

Traunstein   E. Biesinger
Erlangen   H. Iro

Kapitel 1

Burning-mouth-Syndrom

1

M. Reiss und G. Reiss

Herrn Prof. Dr. J. Knothe in Dankbarkeit
zum 65. Geburtstag gewidmet

HNO Praxis heute 22
E. Biesinger, H. Iro (Hrsg.)
© Springer-Verlag Berlin Heidelberg 2002

1.1
Einleitung

In Klinik und Praxis beobachtet man manchmal Patienten, die über ein unerträgliches Zungenbrennen klagen. Es gibt zahlreiche Fälle unklarer Genese, deren Behandlung Schwierigkeiten bereitet [33, 58, 83, 164]. Da Ärzten und Zahnärzten die Beschwerden oftmals unbekannt sind, finden die Patienten häufig wenig Hilfe für ihre Probleme. Diese therapeutische Hilflosigkeit, die Folge der Unkenntnis der wirklichen Ursache ist, treibt den Patienten von Arzt zu Arzt, ohne dass ihm im Allgemeinen geholfen werden kann [131]. Der Patient hat das Gefühl, dass seine Beschwerden nicht ernst genommen werden. Swohl für Ärzte als auch für Patienten ist das Zungenbrennen ein rätselhafter Zustand.

Grundsätzlich kann man zwei Arten der Glossodynie unterscheiden: einmal die eigentliche, d.h. idiopathische Glossodynie, bei der die Zunge keine morphologischen Auffälligkeiten aufweist und keine Ursache nachgewiesen werden kann, andererseits die Glossodynie bzw. Schmerz- und Missempfindungen bei verschiedenen Schleimhaut- und Allgemeinerkrankungen [33, 47, 108].

1.2
Definition und Einteilung

Die Glossodynie gehört zur großen Gruppe der „Dynien", die chronische Schmerzsensationen im orozervikalen und urogenitalen Bereich umfasst [176]. Als Glossodynie werden extrem unangenehm empfundene Schmerzen, Brennen, Stechen, Kribbeln, Jucken und ein Gefühl des Wundseins sowie andere Missempfindungen der Zunge bezeichnet, wobei die Schmerzen im Vordergrund stehen [33, 47, 108]. Mit dem Begriff Glossalgie werden ebenfalls Schmerzzustände an der Zunge beschrieben, wohingegen der Begriff Glossopyrosis ein Brennen der Zunge bezeichnet. Ein Unbehagen wird allgemein durch den Terminus Dysästhesie umschrieben. Manche Autoren beziehen die gesamte Mundschleimhaut einschließlich Lippen mit ein. Die Begriffe „Burning-mouth-Syndrom" oder Mundschleimhautbrennen können das Krankheitsbild wahrscheinlich am besten bezeichnen [12, 57, 75, 130]. Insgesamt werden je nach den

Tabelle 1.1. Terminologie der Mundschleimhautbeschwerden

Lokalisation der Beschwerden	Art der Schleimhautbeschwerden		
	Schmerzen	Brennen	Sonstige Missempfindungen
Zunge	Glossodynie, Glossalgie	Glossopyrosis	Zungenparästhesie, linguale Dysästhesie
Mundschleimhaut	Stomatodynie, orolingualer Schmerz	„Burning mouth" (brennender Mund), Stomatopyrosis, "burning lips"	Orale Dysästhesie

einzelnen Symptomen (Brennen, Schmerzen oder andere Missempfindungen) sowie je nach Lokalisation unterschiedliche Bezeichnungen verwendet (Tabelle 1).

Die Lokalisation und die Art der Schleimhautbeschwerden hängen nicht von den ursächlichen Faktoren ab [12, 23, 27, 32, 35, 45, 55, 63, 76, 116, 119, 144, 156, 173]. Eine entsprechende Abgrenzung der einzelnen Charakteristika erscheint daher nicht zweckmäßig. Aus praktischen Gründen ist sicher die Bezeichnung „Burning-mouth-Syndrom" am zweckmäßigsten, auch wenn zeitweise der Oberbegriff Glossodynie oder Zungenbrennen gewählt wird. Daher sollen diese Begriffe im Folgenden synonym verwendet werden.

Das Burning-mouth-Syndrom kann auch nach den möglichen Ursachen eingeteilt werden. Man unterscheidet eine Glossodynie bei lokalen bzw. regionalen Faktoren und eine Glossodynie bei Allgemeinkrankheiten [12, 18, 32, 33, 49, 55, 76, 88, 96, 108, 118, 131, 167, 183].

1.3
Epidemiologie

Es existieren wenige epidemiologische Daten über die Prävalenz von Mundschleimhautbrennen. Bei den erfassten Kollektiven handelt es sich meist um ein selektiertes Krankengut, wobei die Häufigkeiten sehr differieren.

Beispielsweise geben Massler [104] und Rudino [134] an, dass 80 % aller älteren Frauen zeitweise über Zungenbrennen berichten.

Diese Diskrepanz der Daten ist möglicherweise auch darauf zurückzuführen, dass nicht alle Patienten mit Zungenbrennen einen Arzt aufsuchen. Auch hängt es offenbar davon ab, welcher Facharzt die entsprechenden Daten erfasst. Von 114 Patientinnen, die eine Klimakteriumssprechstunde in Birmingham aufsuchten, klagten 30 (26 %) über orale Symptome, wobei 43 % über ein Brennen berichteten [9]. Bei 110 Patienten, die wegen eines Diabetes mellitus behandelt wurden, konnten weniger als 10 % mit einem Zungenbrennen ermittelt werden, etwa 40 % klagten dagegen über eine Mundtrockenheit [9]. Von 392 Patienten, die in Birmingham eine Zahnarztpraxis aufsuchten, berichteten etwa 5 % über ein anhaltendes Brennen [9]. Dagegen fand sich in einer dänischen [155] und in einer niederländischen Untersuchung in Zahnarztpraxen kein Patient mit einem Zungenbrennen [177]. Hinsichtlich der sehr unterschiedlichen Studien kann angenommen werden, dass das Zungenbrennen mit einer Häufigkeit von etwa 5–10 pro 100.000 Einwohner auftritt. Das vorliegende Datenmaterial erlaubt dagegen keine Aussagen über geographische Unterschiede.

Die Glossodynie tritt am häufigsten im Alter von 45–60 Jahren auf, wohingegen Kinder und Jugendliche nie betroffen sind. In der Studie von Browning [24] war der jüngste Patient 37 Jahre alt, während der älteste 81 Jahre alt war. Frauen leiden häufiger als Männer am Burning-mouth-Syndrom, wobei die Relation Männer zu Frauen von 2,5–9 zu 1 angegeben wird [55, 156, 167].

Die typische Glossodyniepatientin soll eine emotionell labile, depressiv verstimmte Frau im Klimakterium sein, die als „ordentlich und sauber" charakterisiert werden kann [33, 55, 58, 130].

> Während die eigentliche Glossodynie überwiegend bei Frauen im Alter zwischen 45 und 60 Jahren zu beobachten ist, wird das „Burning-lips-Syndrom", bei dem die Beschwerden nur auf die Lippen begrenzt sind, vorwiegend bei Männern im Alter von 50 bis 70 Jahren beobachtet [23].

1.4
Anatomie und Pathophysiologie der Mundschleimhaut

Die Mundschleimhaut kann in drei verschiedene Bereiche eingeteilt werden. Man unterscheidet eine mastikatorische Schleimhaut (I) im Bereich des harten Gaumens und der Gingiva, eine spezialisierte Schleimhaut (II) mit den Geschmacksknospen im Bereich des Zungenrückens sowie eine auskleidende Schleimhaut (III) im Bereich der Wangen, des Mundbodens, des weichen Gaumens und der Lippen [11, 143, 145, 176]. Mikroskopisch ist die Mundschleimhaut vergleichbar mit der Haut, sie ist jedoch nicht verhornt [90]. Im Gegensatz zu den Haarfollikeln sind in Abhängigkeit von der Region viele kleine Speicheldrüsen nachweisbar. Talgdrüsen sind ebenfalls in der Wangenschleimhaut und am Lippenrot eingelagert. Sie werden auch als Fordyce-Flecken bezeichnet. Durch ihre weißliche Farbe fallen diese Flecken vor allem im Bereich der Wangenschleimhaut auf, besitzen aber keinen Krankheitswert [34]. Die Tunica propria ist außer im Bereich der mastikatorischen Schleimhaut lockerer als das Korium; die Submukosa enthält elastische Fasern, Drüsen, Fettinseln und Kollagenfasern. Die elastischen Fasern verbinden die Schleimhaut mit der Muskulatur und verhindern eine Fältelung der Schleimhaut bei Bewegungen des Mundes: beim Öffnen, Schließen oder Kauen [11, 145, 176]. Die reichliche Gefäßversorgung ist für die rote Farbe der Mundschleimhaut verantwortlich. Die nervale Versorgung erfolgt im Bereich der Tunica propria durch ein feines Nervennetz, während sich in der Submukosa ein großer Nervenplexus findet.

Die sensible Innervation am vorderen harten Gaumen ist am dichtesten, sodass normalerweise nur dort Juckreiz entstehen kann [150].

Im Alter kommt es im Bereich der funktionell stark beanspruchten Zungenschleimhaut zu einer Atrophie mit Abnahme und Degeneration der elastischen Fasern. Funktionell zeigt sich ein Elastizitätsverlust, der auch für eine zunehmende Vulnerabilität der Mundschleimhaut verantwortlich gemacht werden kann. Neben einer leichten Verletzbarkeit und verzögerten Wundheilung ist die Schleimhaut im Alter durch Trockenheit, Blässe und Verhornungstendenz gekennzeichnet. Die Veränderungen des kollagenen Bindegewebes hat dagegen keine Bedeutung für die Abnahme der Widerstandsfähigkeit der Schleimhaut im Alter. Vitamin-B-Mangelerkrankungen oder Anämien wirken sich vor allem auch auf das Epithel der Zunge aus [9, 36, 37, 76, 108, 113, 176, 182].

Bei Patienten mit Glossodynie konnten histologische Untersuchungen der Mund- und Zungenschleimhaut keine pathologischen Veränderungen, vor allem keine Atrophie nachweisen.

Nachgewiesen wurden lediglich vermehrte Pigmentierung und Verhornung, die aber auf die Alterierung der Schleimhaut durch Saugen, Abtasten oder Kauen zurückgeführt werden können [61, 119, 120]. Dagegen kann die Biopsie eine unspezifische Glossodynie von Speicheldrüsenerkrankungen abgrenzen. Beispielsweise sind histologische Untersuchungen aus der Lippe in der Lage, einen Beitrag zur Differentialdiagnose der Glossodynie mit oder ohne Sjögren-Syndrom zu erbringen. Luhn, Donath und Haneke [98] untersuchten insgesamt 29 Patienten mit Glossodynie und unterzogen das Material einer quantitativen Analyse. Bei 5 Patienten bestand klinisch ein Sjögren-Syndrom. Unterschiede ergaben sich zu einer Kontrollgruppe im Bereich der Azinusfläche, der Gangstrukturen, der Fibrosierung des Interstitiums und der Zellinfiltrate. Bei zusätzlich 4 Patienten konnte auch histologisch ein Sjögren-Syndrom diagnostiziert werden (fokale lymphozytäre Infiltration).

1.5
Ursachen

Da das Zungenbrennen ein Symptom ist, muss man zur Einleitung einer rationellen Therapie die zugrunde liegende Krankheit finden [32, 158]. Die Suche nach dieser Krankheit kann außerordentlich schwierig sein [33], was nicht oft genug betont werden kann. Prinzipiell werden Lokal- von Allgemeinkrankheiten unterschieden.

1.5.1
Lokal- und Regionalfaktoren

In der Literatur wird eine ganze Reihe von möglichen Lokal- und Regionalfaktoren angeführt, die mit einer Glossodynie einhergehen können [58]. Grundsätzlich ist eine Einteilung in linguale und sonstige Mundschleimhauterkrankungen möglich (Tabelle 1.2).

Tabelle 1.2. Mögliche lokale Ursachen einer Glossodynie [10, 37, 48, 49, 71, 98, 112–114, 118, 123, 137, 140, 164, 167, 176]

Ursachenkomplexe	Erkrankungen
Erkrankungen im Bereich der Zunge	
Erkrankungen ohne Veränderungen an der Zunge	Chronische Streptokokkenglossitis, Gefäßveränderungen der Zunge, Lichen ruber
Erkrankungen mit Veränderungen an der Zunge	Glossitis granulomatosa, Kandidose, Herpes zoster maxillaris, chronische Verletzungen der Zungen- und Mundschleimhaut (überstehende Füllungen, Karies, Zahnstein, Prothesendruck, ungeeignete Pflegeinstrumente, schlecht angepasster Zahnersatz), toxische Schädigung (Alkohol, Tabak, Pfefferminzbonbons, Mentholbonbons), Kontaktallergene (Zahnpasta, Kaugummi, Kosmetika, Mundwasser, lokale Antibiotika)
Sonstige Erkrankungen der Mundschleimhaut	Mundtrockenheit (idiopathisch, Sjögren-Syndrom, Mikulicz-Syndrom), Stomatitis, Fibrose, Pulpitis, Parodontopathien, Granulome, Unterkieferosteomyelitis, Speichelsteine, Wurzelreste, Strahlenmukositis, chronische Entzündungsherde im Oropharynx (Tonsillen, Pharynx), toxische Mukositis (z. B. durch Gold, Wismut, Blei, Quecksilber)
Erkrankungen außerhalb der Mundhöhle	Ösophagealer Reflux, Herpes zoster, Kleinhirnbrückenwinkeltumor, Pyramidenspitzeneiterung, Kiefergelenkstörungen, chronische Mundatmung, Dysphagie (unterschiedlichster Ursache)

1.5.1.1
Schleimhautveränderungen

Charakteristisch für das Symptom Glossodynie ist das Fehlen objektiver Mundschleimhautveränderungen. Allerdings kommen manche Schleimhautveränderungen oft vor, sodass eine Kombination mit den typischen Beschwerden möglich ist. So ist die Lingua geographica oder Lingua plicata relativ häufig auch bei Glossodyniepatienten nachweisbar [11, 33, 35, 86, 88, 118, 183].

Die *Lingua geographica*, auch Glossitis migrans oder Landkartenzunge genannt, ist eine harmlose Anomalie der Mundschleimhaut, gekennzeichnet durch grauweißliche Ringe, die einen roten Bezirk im Zentrum aufweisen und ihre Größe ändern können [22, 33, 73, 123, 178, 181]. Entsprechende Veränderungen im Bereich der Mundschleimhaut werden Stomatitis geographica genannt. Die Lingua geographica tritt relativ häufig auf; die Angaben schwanken je nach Autor zwischen 1 und 14 % [85, 86]. Eine Alters- oder Geschlechtsbevorzugung ist nicht bekannt [73]. Infektionen, Allergien, Vererbung oder auch emotionale Belastungen sind die am meisten genannten, ursächlichen Faktoren, letztlich ist die Ätiologie jedoch unbekannt. Ein Zungenbrennen ist selten vorhanden [7, 88].

Die *Lingua plicata*, auch Faltenzunge oder Lingua scrotalis genannt, ist in der Regel ebenfalls eine harmlose kongenitale Schleimhautveränderung, die im

Bereich der vorderen zwei Drittel nachweisbar ist [9, 46, 48, 49, 108, 115, 125]. Es bestehen meist symmetrische Faltenbildungen mit Einkerbungen und Erhebungen, in deren Furchen es zu Infektionen kommen kann. Die Lingua plicata kommt bei 10–15 % der Bevölkerung vor [70, 101, 178, 181] und kann Bestandteil eines Melkersson-Rosenthal-Syndroms sein [70, 80, 101, 102, 178, 181].

Bei der Glossitis granulomatosa (Lingua plicata) im Rahmen eines Melkersson-Rosenthal-Syndroms klingen die Schmerzen mit der Behandlung dieses Syndroms ab [27]. Das Melkersson-Rosenthal-Syndrom umfasst die Trias Cheilitis granulomatosa, Glossitis granulomatosa und periphere Fazialisparese. Nicht immer ist das Vollbild vorhanden [29, 59, 67, 95]. Die Behandlung besteht in einer systematischen Gabe von Kortikoiden oder Clofazimin [80, 102, 178, 181].

Die *Lingua (Glossitis) rhombica mediana* tritt bei etwa 1 % der Bevölkerung auf [69, 166]. Sie ist eine angeborene, nichtentzündliche Veränderung ohne Krankheitswert, die sich erst nach dem 3. Lebensjahrzehnt manifestiert und auf eine Persistenz des Tuberculum impar zurückgeführt wird. Meist bestehen keine Beschwerden [178, 181]. Da gleichzeitig oft eine Besiedlung mit Candida albicans vorkommt, ist die Bezeichnung „Glossitis" nicht falsch. In diesem Fall ist eine antimykotische Behandlung gerechtfertigt [178].

Bei der Haarzunge oder *Lingua villosa* (nigra) handelt es sich um eine übermäßige Verlängerung der Papillae filiformes im Bereich des Zungenrückens [11, 19, 41, 52, 91, 145]. Die Zunge kann im hinteren Teil eine braune bis schwarze Farbe aufweisen. Die Häufigkeit beträgt etwa 1 % [19, 41, 91]; die Ursache ist nicht bekannt. Diskutiert werden eine örtliche Anwendung von Antibiotika, eine schlechte Mundhygiene oder Nikotingenuss [19, 145]. Die Haarzunge kann symptomlos sein, kann aber auch ein Brennen oder Jucken wie bei einem Burning-mouth-Syndrom aufweisen [63, 91]. Die Veränderungen können sich spontan zurückbilden. Ist das nicht der Fall, so wird als Therapie ein 3-mal tägliches Bürsten der Zunge mit Wasser empfohlen [19, 41, 145].

Es handelt sich bei diesen Schleimhautveränderungen zusammenfassend um harmlose konstitutionelle Anomalien, die vom Patienten oft als Ursache der Beschwerden dem Arzt demonstriert werden.

Jeder Behandlungsversuch ist falsch, weil er in der Regel aussichtslos ist und den Patienten nur darin bestätigt, dass er eine behandlungsbedürftige Zungenerkrankung habe.

> Man sollte immer daran denken, dass Veränderungen der Zungenschleimhaut nicht typisch für eine Glossodynie sind.

1.5.1.2
Stomatitis

Eine Stomatitis ist überwiegend sehr schmerzhaft, wobei die Beschwerden auch als Brennen angegeben werden [77, 132, 145]. Es kommt zu erythematösen Veränderungen von Teilen oder der gesamten Mundhöhlenschleimhaut. Verschiedene Ursachen können für eine Stomatitis verantwortlich sein. Dazu zählen beispielsweise Herpes- oder Pilzinfektionen, Scharlach, HIV-Infektion, Nikotin oder eine Strahlentherapie [30, 81, 93, 111, 122, 126, 149, 152, 161, 165]. Die Therapie richtet sich nach der entsprechenden Ursache [11, 17, 33, 35, 44, 45, 50, 51, 73, 87, 116, 141, 145, 161, 170, 174, 175].

1.5.1.3
Herpes zoster

Halbseitiges Zungen- und Mundschleimhautbrennen kann das Prodromalzeichen eines Herpes zoster sein (maxillaris, mandibularis). Die typischen Bläschen auf gerötetem Untergrund treten auf der Haut mehrere Tage später auf [15–17, 44, 53, 84]. Im Bereich der Mundschleimhaut platzen die Bläschen rasch, sodass gruppierte aphthoide Läsionen erkennbar sind, die spontan ohne Narbenbildung abheilen [178]. Die Diagnose des Herpes ergibt sich aus der Trias segmentale Ausbreitung, Bläschenbildung und neuralgiforme Schmerzen. Therapeutisch stehen symptomatische Maßnahmen im Vordergrund (Pinselung mit Farbstofflösungen, analgetische Haftsalben [44, 53, 84, 178]).

1.5.1.4
Kandidose

Die Kandidose ist eine durch den Sprosspilz Candida albicans aus der Familie Cryptococcoideae hervorgerufene Erkrankung [39, 50, 100]. Bei etwa einem Viertel der Menschheit kann Candida albicans in der Mundflora nachgewiesen werden, wobei Frauen häufiger als Männer betroffen sind [25, 26, 39, 178]. Ursachen einer Kandidose sind Ernährungs- und Hormonstörungen, Bestrahlungen oder HIV-Infektion. Beim Soor (oberflächliche Form) erscheinen weiße Flecke oder Beläge, die mit einem Tupfer leicht abwischbar sind, wonach eine erythematöse Läsion auftritt [6, 25, 26, 39, 50, 100, 127, 139, 144, 145, 166, 174, 175]. Soor kann jede Stelle der Mundhöhle befallen [100, 174, 175]. Die chronisch-hyperplastische (tiefe granulomatöse) Kandidose, bei der sich eine Glossitis dissecans entwickeln kann, ist selten, kann aber ebenfalls mit einem Zungenbrennen verbunden sein. Hier zeigen sich fest haftende graue Plaques, die knotig oder warzig erscheinen können [6, 144, 178]. Bei älteren Patientinnen tritt die chronische atrophische Kandidose besonders häufig unter der Oberkieferprothese auf (Prothesenstomatitis; [6, 25, 144, 174, 175]). Bei Glossodyniepatienten soll Candida albicans häufiger vorkommen als bei gesunden Menschen [58, 76, 144, 183].

1.5.1.5
Leukoplakie

Unter einer Leukoplakie versteht man einen weißen Fleck im Bereich der Mundschleimhaut, der weder pathologisch noch klinisch einer bestimmten Erkrankung zugeordnet werden kann [2, 68, 92, 97, 105, 138]. Auslösende Noxen sind Tabakgenuss und auch scharfe Kanten an Zähnen oder Prothesen. Leukoplakien treten vor allem bei Männern ab dem 30. Lebensjahr auf. Aus etwa 5 % der Leukoplakien entwickelt sich ein Plattenepithelkarzinom, sodass die Leukoplakie den Präkanzerosen zugeordnet werden muss [2, 68]. Histologisch zeigen sich Hyperkeratosen mit oder ohne Dysplasie und auch ein Carcinoma in situ [68, 138]. Leukoplakien finden sich vor allem im Bereich der Wangenschleimhaut, der Mundwinkel und der Zungenränder. Symptome in Form von Brennen oder Jucken können vorkommen und korrelieren mit dem Ort der Schleimhautveränderungen [139]. Die chirurgische Entfernung ist die Therapie der Wahl, auch können sich Leukoplakien nach Ausschalten der auslösenden Noxen zurückbilden [2, 68, 92, 97, 105, 138].

1.5.1.6
Karzinome

Etwa 4 % aller bösartigen Erkrankungen sind in der Mundhöhle angesiedelt [4, 8, 28, 79, 117, 124, 146, 154, 159]. Die überwiegende Mehrzahl der bösartigen Tumoren im Mundhöhlenbereich sind Plattenepithelkarzinome, wobei das männliche Geschlecht dominiert. Der übermäßige Tabakgenuss in Verbindung mit Alkohol ist beim Mundhöhlenkarzinom ein wichtiger ätiologischer Faktor [28, 79, 117, 124, 133, 146, 154, 159]. Die Beschwerden sind sehr variabel. Frühe Karzinome können asymptomatisch sein, können sich aber auch initial durch Jucken oder Brennen äußern. Prädilektionsstellen sind vor allem die Unterlippe, der Zungenrand und der Mundboden, weniger die Schleimhäute des Alveolarkamms oder der Wange [4, 8, 28, 79, 117, 124, 133, 146, 154, 159]. Die Diagnose sollte immer durch eine histologische Untersuchung gesichert werden [31, 121, 136].

1.5.1.7
Syphilis

Zungenschmerzen sind ein obligates Symptom der sehr seltenen Glossitis interstitialis luica, die im sekundären Syphilisstadium auftritt, wobei die gesamte Zunge diffus-entzündlich infiltriert ist [82, 87, 106, 107, 127, 153]. Die Glossitis wird gleichzeitig als Präkanzerose angesehen [33].

1.5.1.8
Lichen ruber

Beim Lichen ruber planus der Mundschleimhaut können in seltenen Fällen vor dem Auftreten klinisch sichtbarer Läsionen einige Wochen lang brennende Schmerzen bestehen. Der Lichen ruber planus ist häufig mit Mundschleimhautveränderungen kombiniert, kommt aber auch ohne Hautveränderungen vor [64, 110, 162, 168]. Schmerzen treten nur bei erosiven bzw. bullösen Lichen-ruber-Formen der Mundschleimhaut auf [108]. Selten bestehen Schmerzen oder Brennen wochenlang [57, 103, 157, 168]. Zu zwei Drittel kommt die Erkrankung bei Frauen vor [57, 64, 110, 157, 162]. Die Behandlung im Bereich der Mundhöhle besteht in glukokortikoidhaltigen Haftsalben (Volon A) oder Lutschtabletten (z. B. Betnesol) sowie in lokalem Auftragen von Vitamin-A-Säure. Mundspülungen z. B. mit Subcutin sind bei schmerzhaften Erosionen angezeigt [178, 181].

1.5.1.9
Mechanische Traumen

Von gewisser Bedeutung sind Angewohnheiten wie Zähneknirschen, Saugen oder Zungenpressen [163]. Mechanische Traumen werden z. B. durch kariöse Zähne, überstehende Füllungen, Zahnstein, Zahnlücken oder schlecht sitzende Zahnprothesen verursacht [58]. Das ist besonders bei nervösen Patienten der Fall, die ständig mit der Zunge über die betreffende Stelle fahren, und führt zu einem Brennen oder Schmerzen der Zungenschleimhaut, wobei die Beschwerden auf die gesamte Mundschleimhaut ausstrahlen können [32, 47, 100, 135, 174].

1.5.1.10
Zahnprothesen

Unverträglichkeiten von Zahnprothesen werden oft als Ursache eines Zungenbrennens bzw. Mundschleimhautbrennens angeführt [35, 51, 66, 96, 98, 113, 135, 170, 176]. Hierbei sollte beachtet werden, dass in der Regel weibliche Patienten zwischen dem 45. und 60. Lebensjahr Symptome einer Glossodynie aufweisen – in diesem Zeitraum findet bekanntlich bei einem Großteil der Patienten eine partielle oder totale prothetische Versorgung statt. Von Seiten der Patienten und Zahnärzte wird oft ein Zusammenhang zwischen den Missempfindungen und einer Sensibilisierung gegen Prothesen gesucht. Es gibt Patienten, die im Laufe von Jahren mit zehn und mehr verschiedenen Zahnprothesen versorgt wurden. Hierbei werden Allergien gegen Bestandteile von Prothesenkunststoffen, toxische Wirkungen, Prothesenreiben, Druck der Prothese, Pilzbesiedlungen u. a. diskutiert. Allerdings sind echte Allergien gegen Prothesen äußerst selten [10, 96, 98]. Dagegen können Zahnpasten, Mundwässer, Kaugummi, Lutschtabletten und auch Kosmetika Allergien auslösen, die sich aber klinisch nicht immer in Schleimhautveränderungen äußern [35, 51, 66, 170, 176].

1.5.1.11
Galvanismus

Unter galvanischen Prozessen in der Mundhöhle versteht man die Auslösung elektrischer Ströme aufgrund elektrochemischer Reaktionen zwischen unterschiedlichen Dentallegierungen in einem leitenden Medium [13]. Bei einer Stomatitis electrogalvanica können Zungenbrennen und -schmerzen auftreten [6, 55, 75]. Zusätzlich berichten die Patienten über einen metallischen Geschmack und gelegentlich auch über dumpfe Schmerzen in der Kaumuskulatur [47]. Zwar wird der Galvanismus als Ursache für Schleimhautbeschwerden angesehen, es gibt allerdings keine wissenschaftlich gesicherten Daten [5, 72, 78]. Insgesamt kann eine Beziehung zwischen einer Glossodynie und Galvanismus bzw. zahnärztlichen Füllwerkstoffen nur sehr selten angenommen werden.

1.5.2
Allgemeinkrankheiten

Die Bedeutung von Allgemeinkrankheiten für die Entstehung einer Glossodynie wird allgemein sehr stark überschätzt [45]. Manche Mangelzustände spielten früher eine Rolle, sie werden in Mitteleuropa jedoch kaum noch beobachtet.

Wahrscheinlich gibt es keine schwere Allgemeinerkrankung, bei der nicht schon ein Zungenbrennen beobachtet wurde [12, 18, 32, 33, 49, 55, 76, 88, 96, 108, 118, 131, 167, 183]. Daher ist die Palette der Erkrankungen auch so weit gefächert (Tabelle 1.3).

Bekannt ist die mit Zungenbrennen einhergehende Glossitis Möller-Hunter bei perniziöser Anämie. Das Zungenbrennen kann hierbei den Blutbildveränderungen und der Möller-Glossitis lange Zeit vorausgehen. Die perniziöse Anämie ist jedoch heute sehr selten [83]. Das Plummer-Vinson-Syndrom bei ausgeprägter Eisenmangelanämie kann außer Schluckbeschwerden auch Brennen der Mundschleimhaut verursachen [108]. Ein Eisenmangel wird in der Literatur sehr oft als Ursache eines Burning-mouth-Syndroms angegeben. Trotz Eisengaben werden aber die Mundschleimhautbeschwerden nicht oder nur kurzzeitig gebessert [48, 71, 108].

Vitaminmangelzustände werden als weitere Ursachen einer Glossodynie in der Literatur angeführt. Dazu gehört vor allem ein Mangel an Vitamin B_1, B_2 und Nikotinsäureamid. Vorbote der typischen Zungenveränderungen bei der Pellagra, bei der ein Nikotinsäureamidmangel besteht, kann ein Brennen der Mundschleimhaut sein [14, 33, 45, 71, 83, 112, 164]. Weiterhin können Arzneimittelnebenwirkungen, gastroenterologische Erkrankungen, Endokrinopathien und dermatologische Ursachen eine Rolle spielen [14, 32, 53, 55, 96, 114, 119]. Andere beschriebene Mangelzustände wie Kalzium- und Hormonmangel sowie Elektrolytstörungen sind nur in den seltensten Fällen Auslöser einer Glossodynie [108, 131, 144]. Ähnliches gilt für den Diabetes mellitus und andere Stoffwechselerkrankungen [6, 9, 33, 80, 98, 112]. Ob eine Beziehung zwischen dem diabetischen Juckreiz und einem Zungenbrennen besteht, ist nicht bekannt [9, 80, 98, 112].

Tabelle 1.3. Mögliche allgemeine Ursachen einer Glossodynie [12, 18, 32, 33, 49, 55, 76, 88, 96, 108, 118, 131, 167, 183]

Ursachenkomplexe	Erkrankungen
Stoffwechselstörungen	Larvierte Tetanie, Diabetes mellitus, Gicht, Thyreotoxikose
Mangelerkrankungen	Vitamin A, B-Komplexe und C, Eisenmangel, Östrogenmangel, falsche Diät
Infektionskrankheiten	Bruzellose, Mesenterialtuberkulose, Malaria, Fokalinfekte, chronische Pyelonephritis
Anämien	Megaloblastäre Anämie, hypochrome Anämie, Plummer-Vinson-Syndrom
Dermatologische Ursachen	Allgemeine Schleimhauterkrankungen wie erosiver Lichen ruber planus, Sklerodermie, Epidermolysis bullosa hereditaria, luetische Glossitis, Erythema exsudativum multiforme
Arzneimittelnebenwirkungen	Chlorhexidin, Glukokortikoide (Langzeittherapie), Goldverbindungen, Hydantoin und Derivate, Indometacin, Penizillin und Derivate, Phenylbutazon, Salizylate, Sulfonamide, Tetrazykline, Zytostatika
Neoplasmen	Lymphogranulomatose, Leukosen, kleinzelliges Bronchialkarzinom
Hämatologische Erkrankungen	Perniziöse Anämie mit Möller-Hunter-Glossitis (Vitamin-B_{12}-Mangel)
Gastroenterologische Erkrankungen	Achylie bzw. Subazidität des Magensaftes, atrophische Gastritis, Zustand nach Magenresektion, Colitis ulcerosa, Dyspepsie, Ulcus duodeni, Enterokolitis, Glutenenteropathie, chronische Cholezystitis, Leberzirrhose
Vaskuläre Erkrankungen	Arteriosklerose, Riesenzellarteriitis, dekompensierte Vitia, Myokardinfarkt
Endokrinopathien	Menopause bzw. Klimakterium, Glossopyrosis (Pruritus sensilis linguae)
Sonstige Ursachen	Sjögren-Syndrom, Mukoviszidose, chronischer Alkoholismus, sublinguale Varizen, Myalgie der Zunge, Amyloidose, myofaziales Schmerzsyndrom

Als paraneoplastisches Syndrom ist das Zungenbrennen bei Dünndarmkarzinomen oder beim kleinzelligen Bronchialkarzinom sowie beim Morbus Hodgkin beobachtet worden [48, 118].

Ein Östrogenmangel wurde wegen der besonderen Häufung der Glossodynie bei Frauen im Klimakterium mehrfach als Ursache angenommen, konnte aber nicht bestätigt werden [33]. Die Östrogenbehandlung hat deshalb auch enttäuscht [130].

Alle Erkrankungen, aber auch Medikamente, die zu einer Mundtrockenheit führen, können Zungenbrennen verursachen oder verstärken [9, 12, 33, 48, 51, 76, 116, 144, 161, 171]. Die bekanntesten Beispiele sind das Sjögren-Syndrom, die radiogene Sialadenitis, Diabetes mellitus, Urämie oder hochfieberhafte Erkrankungen [76].

Tabelle 1.4. Mögliche neurologische und psychiatrische Ursachen einer Glossodynie [12, 18, 24, 33, 35, 37, 56, 96, 109, 113, 130, 141, 142, 163, 164, 167, 183]

Ursachenkomplexe	Erkrankungen
Neurologische Erkrankungen	Progressive Paralyse, Tabes dorsalis, apoplektischer Insult, hirnatrophisches Syndrom, Enzephalitis, Enzephalomalazie, Glossopharyngeus-, Trigeminus-, Intermedius-, Lingualis-neuralgie, Zosterneuralgie
Psychische und psychiatrische Erkrankungen	Depressionen, Kanzerophobie, psychovegetative Störungen, Neurasthenie, abnorme Persönlichkeitsentwicklung, psychische Belastungen, Schizophrenie, Angstreaktionen

1.5.3
Neurologische Krankheiten

Bei neurologischen Krankheiten, beispielsweise bei Neuralgien, hirnorganischen sowie vegetativ-neurotischen Störungen oder progressiver Paralyse, treten die Mundschleimhautbeschwerden meist einseitig und anfallsartig auf [35, 70, 71, 107, 118, 140, 176]. Dazu kommt ein von der Tageszeit unabhängiger Verlauf der Schmerzen. Diese Schmerzen verstärken sich im Gegensatz zum idiopathischen Burning-mouth-Syndrom in etwa zwei Drittel der Fälle beim Sprechen, Essen und Trinken [163]. Vor allem bei einem einseitigen Zungenbrennen besteht der Verdacht auf eine neurologische Ursache [32, 40, 54, 88, 147]. Dazu zählen beispielsweise unbemerkte apoplektische Insulte, die zu ein- oder auch beidseitigen Beschwerden führen können (Tabelle 1.4).

1.5.4
Psychische Faktoren

Bei einigen Glossodyniepatienten kann eine psychische Erkrankung vorliegen, die sich in Form der Glossodynie ausdrückt ([163, 164]; s. Tabelle 1.4). Allerdings wird die Häufigkeit dieser Patienten in der Literatur unterschiedlich angegeben, wobei die Werte bis zu 70 % reichen [183].

Insgesamt wird die psychische Komponente kontrovers diskutiert. Manche Autoren lehnen psychische Faktoren bei der Ätiologie des Burning-mouth-Syndroms sogar ab [170–173], andere meinen, dass sie nur eine untergeordnete Bedeutung haben [167]. Die relative Häufung von Depressionen oder Angstzuständen kann auch Folge des Burning-mouth-Syndroms sein [14, 24, 36, 164, 167].

In der Literatur wird ein vermehrtes Zungenbrennen bei meist latenten Depressionen immer wieder beschrieben [20, 36, 62, 63, 164, 167]. Einige Autoren sind der Meinung, dass das Schleimhautbrennen ein Symptom bei Depressionen ist und durch psychischen Stress verursacht wird [62, 141, 142]. Körperliche Missempfindungen bei Depressionen betreffen oft mehrere Organsysteme. Schmerzen im Kopfbereich werden in 30–60 % der Fälle oder sogar noch öfter angegeben [163, 176]. Haneke [62, 63] fand, dass das Zungenbrennen bei vielen Patienten auf psychische Erkrankungen zurückzuführen ist und vor allem bei Frauen in der Menopause mit atypischen Depressionen auftritt. Glossodynien werden auch im Rahmen neurotischer Syndrome oder bei einer abnormen Persönlichkeitsentwicklung beobachtet [18, 163].

1.6
Klinik und Symptome

Patienten mit einem Zungenbrennen konsultieren nicht nur den HNO-, Haus- oder Zahnarzt, sondern auch weitere Fachärzte wie Neurologen, Dermatologen, Internisten, Gynäkologen, Augenärzte oder Psychiater[1, 10, 20, 48, 60, 63, 108, 112, 123, 167]. Hampf [60] berichtet beispielsweise über 17 Patienten mit einem Burning-mouth-Syndrom, die im Durchschnitt etwa je drei verschiedene Fachärzte konsultierten.

1.6.1
Symptome

Die Patienten berichten über Brennen, Schmerzen, Kribbeln, Prickeln, Jucken, das Gefühl des Wundseins, Mundtrockenheit, schlechten Geschmack oder den Eindruck, als ob Haare oder Sand im Mund wären. Die Schmerzen sind meist dumpf brennend und kontinuierlich [7, 10, 12, 14, 17, 23, 27, 33, 36, 37, 45, 48 – 50, 55, 58, 60, 70, 71]. Lokalisation und Art der Beschwerden erlauben fast nie einen Rückschluss auf die Ursache. Am häufigsten sind die seitlichen Zungenränder und die Zungenspitze betroffen, es folgen Zungengrund, Gaumen-, Wangen- und Lippenschleimhäute [7, 27, 33, 49, 58, 71, 130, 160, 164, 173]. Meist sind die Beschwerden beidseitig [33, 144]. Tabelle 1.5 zeigt die Lokalisation des Zungenbrennens bei 154 Patienten [167].

Tabelle 1.5. Lokalisation des Schleimhautbrennens bei 154 Patienten. Die Patienten gaben zum Teil mehrere Stellen an [167]

Lokalisation	Häufigkeit [in %]
Zungenspitze	71
Lateraler Zungenrand	46
Zungenrücken	46
Lippen	50
Wangenschleimhaut	21
Gaumen	46
Rachen	19
Prothesenlager im Oberkiefer	25
Prothesenlager im Unterkiefer	19
Rachen und Mundhöhle	7

1.6.2
Verlauf der Beschwerden

Die Symptome des Zungenbrennens halten in der Regel über Monate und Jahre ohne Anzeichen von Besserung kontinuierlich an. Sie bestehen im Allgemeinen am Tag, sind morgens noch verhältnismäßig gering, nehmen aber im Laufe des Tages zu und können abends unerträglich sein, wobei aber keine Probleme beim Einschlafen bestehen [27, 36, 48, 62, 71, 98, 99, 109, 112, 113, 140, 160, 164].

Die Beschwerden können sich bei Nahrungsaufnahme von heißen, gewürzten, scharfkantigen oder säurehaltigen Speisen verstärken [163]. Andererseits bessert sich das Schleimhautbrennen bei der Einnahme der Mahlzeiten, bei kalten Speisen [60, 70, 71, 83] oder z. T. sogar bei Alkohol [55]. Oftmals klagen die Patienten gleichzeitig über Mundtrockenheit, Durstgefühl und manchmal über Geruchs- oder Schmeckstörungen [33, 60] sowie Schluckbeschwerden [55].

Die Symptome können bei Müdigkeit, Anspannung oder beim Sprechen zunehmen [55]. Bei einer angeregten Unterhaltung oder Tätigkeit bestehen fast nie Beschwerden [108, 176].

1.6.3
Begleitsymptome

Zusätzliche Begleitsymptome beim Burning-mouth-Syndrom können vor allem gastrointestinale Beschwerden, aber auch Kopfschmerzen, Migräne, Hals- oder Rückenschmerzen sein [42]. Zu den gastrointestinalen Symptomen zählen vor allem Obstipation, Sodbrennen [48, 173], Übelkeit oder Erbrechen [36, 37, 160, 164], aber auch über Gastritis oder Kolitis wurde berichtet [60, 148].

1.6.4
Differentialdiagnose

Das Burning-mouth-Syndrom bereitet als Symptom in der Regel nur geringe differentialdiagnostische Probleme [113, 123].

1.7
Diagnostik

Nur ausnahmsweise wird man von einem Glossodyniepatienten konsultiert, der nicht vorher schon bei einigen Ärzten war. Dauernd wechselnde Ansichten über seine Krankheit und variierende Behandlungsversuche, oft auch die vom Patienten gespürte Abneigung des Arztes gegen ihn, den vermeintlichen Psychopathen oder Simulanten, machen ihn zu einem misstrauischen und ablehnenden „schwierigen" Patienten [33, 129]. Glossodyniepatienten sind oft besonders gesundheitsbewusst, die jüngeren daneben penibel und gewissenhaft, die älteren eher ängstlich. Oftmals wird der Beginn der Beschwerden mit einer ärztlichen oder zahnärztlichen Behandlung in Verbindung gebracht [144].

Zungenbrennen ist bei Patienten vor dem 30. Lebensjahr ungewöhnlich und sollte daher sehr sorgfältig untersucht werden. Das gilt auch für einseitige Beschwerden [35, 54, 71, 118, 140, 176].

1.7.1
Anamnese

Das gründliche Erheben einer Familien-, Eigen-, gynäkologischen und psychosozialen Anamnese steht im Vordergrund [23, 48, 49, 109, 143, 173, 183]. Des Weiteren sollte nach Erkrankungen gefragt werden, die bei einer Glossodynie eine Rolle spielen können, wie z. B. Allergien, Diabetes mellitus, Gastrointestinalerkrankungen. Die Anamnese sollte ermitteln, ob eine Nasenatmungsbehinderung oder eine Mundtrockenheit vorliegt, ob der Patient am Arbeitsplatz oder in der Freizeit Dämpfen ausgesetzt ist und welche Medikamente eingenommen werden. Fragen nach psychomotorischen Symptomen wie Schlafstörungen, Magenbeschwerden, leichter Ermüdbarkeit sowie Insuffizienzgefühlen schließen sich an. Die Befragung kann anhand einer Checkliste erfolgen (s. folgende Übersicht). Diese sollte jedoch nicht als Fragebogen verwendet werden, da die meisten Glossodyniepatienten das direkte Gespräch bevorzugen. Viele Patienten bemerkten erstmals Beschwerden nach einer ärztlichen Behandlung wie Injektion, Zahnbehandlung oder -extraktion [55–57, 167]. Aber auch Schicksalsschläge wie der Tod oder Verlust einer nahe stehenden Person sowie Eheprobleme können eine Bedeutung haben [42, 43]. Nikotin- oder Alkoholgenuss spielt bei den entsprechenden Patienten eine geringe Rolle, dagegen ist die Medikamentenanamnese in der Regel nicht leer. Vor allem bei Patienten, die über eine Mundtrockenheit klagen, ist daher eine genaue Medikamentenanamnese sehr bedeutungsvoll. Art, Dosis und Grund der Arzneimitteleinnahme müssen erfragt werden. Die Frage nach Schlaf- oder Beruhigungstabletten sollte vorsichtig gestellt werden, damit nicht der Eindruck erweckt wird, dass der Patient ein Fall für den Psychiater ist [18, 109, 183].

Checkliste bei der Erhebung der Anamnese bei Patienten mit Glossodynie
[3, 9, 11, 23, 35, 58, 80, 108, 170, 173]

- Welche *Beschwerden* bestehen? Welche Hauptsymptome liegen vor (Brennen, Kribbeln, Jucken usw.)?
- Sind die Beschwerden *ein- oder beidseitig*? *Wo* sind die Beschwerden genau (Zungenrand, Zungenrücken, Ober- bzw. Unterlippe, Wangenschleimhaut, Gaumen usw.)? Sind die Beschwerden vor allem im Bereich der Prothese?

- *Wie lange* bestehen die Beschwerden (Tage, Wochen, Monate)?
- *Wann* und *wie* haben die Beschwerden begonnen? Gibt es nach Meinung des Patienten eine *auslösende Ursache* (Zahnbehandlung, sonstige Operationen im Mund- oder Rachenbereich, bestimmte Lebensumstände)?
- Wenn die Beschwerden nach erfolgter *Zahnbehandlung* aufgetreten sind, sollte genau nach den Umständen gefragt werden (Wie viel Zähne wurden entfernt? Wurden mehrere Prothesen angepasst? Wie kommt der Patient mit der Prothese zurecht?)
- Sind die *Beschwerden immer* vorhanden? Gibt es Tage, an denen der Patient keine Beschwerden hat? Ändern sich die Beschwerden im Laufe des Tages?
- *Ändern sich die Beschwerden* beim Essen, Trinken oder bei Genuss von Alkohol?
- Hat der Patient aufgrund des Schleimhautbrennens *Probleme beim Ein- oder Durchschlafen*? Bestehen überhaupt Schlafstörungen oder Müdigkeit?
- Was meinen die *Angehörigen, Freunde* usw. zu den Beschwerden des Patienten?
- *Wie viele und welche Ärzte* hat der Patient bereits aufgesucht (Fachrichtungen)? Welche *Untersuchungen* und welche *Behandlungen* sind erfolgt? Was haben die Ärzte geraten? Haben sich die Beschwerden geändert?
- Bestehen außer dem Schleimhautbrennen noch *andere Probleme im Mund* (Mundtrockenheit, Schmeck- oder Riechstörung, Schluckbeschwerden)? Besteht eine behinderte Nasenatmung bzw. muss der Patient viel mit offenen Mund atmen?
- Liegen *weitere Beschwerden* wie Kopfschmerzen, Migräne, Magen-Darm-Beschwerden, Nacken- oder Rückenschmerzen oder Erschöpfungsgefühl vor?
- Welche *weiteren Erkrankungen* (z. B. Herz-Kreislauf-Erkrankungen, Mangelstörungen, Stoffwechselerkrankungen, Hautveränderungen) *oder Allergien* sind dem Patienten bekannt?
- Gibt es Ereignisse oder Maßnahmen, die das Schleimhautbrennen verschlimmern oder lindern?
- Welche *Medikamente* werden eingenommen?
- Welchen *Beruf* übt der Patient aus? Hat der Patient in Beruf oder *Freizeit* Kontakt mit Dämpfen, giftigen Stoffen usw.?

Der Verlauf der Beschwerden während eines Tages sollte bei der Diagnostik beachtet werden. Nimmt das Zungenbrennen am Tag zu, ist bei der Nahrungsaufnahme oder während eines Gesprächs ein Nachlassen der Beschwerden erkennbar, so besteht der Verdacht auf eine psychische Glossodynie [18, 20, 42, 43, 60, 62, 109, 160, 164, 167]. Kommt es bei der Nahrungsaufnahme nicht zu einer Besserung der Beschwerden oder sind sie am Tag mehr oder weniger gleich bleibend, so besteht der Verdacht auf eine organische Ursache [167, 176, 183].

Während des Gesprächs sollte der Patient genau beobachtet werden. Die meisten Patienten mit einem Burning-mouth-Syndrom erscheinen nervös und angespannt. Manche wirken auch ängstlich oder depressiv. Andere sind misstrauisch, erscheinen unzufrieden. Ein Teil der Patienten ist auch freundlich, jedoch erwartungsvoll [18, 36, 37, 109, 163, 164, 167].

1.7.2
Klinische Untersuchung

Nach der Erhebung der Anamnese folgt im Rahmen eines kompletten HNO-Status eine sehr gründliche, am besten nach einer bestimmten Reihenfolge vorgenommene Untersuchung der Mundhöhle. Zu achten ist auf Veränderungen im Bereich der Tonsillen, Rachenhinterwand, Zähne und des Mundbodens. Zunächst wird der schmerzende Bezirk, danach die gesamte übrige Mundschleimhaut inspiziert und palpiert, anschließend nochmals der Ort der Beschwerden [9, 12, 15, 33, 130, 175]. Auf Zahnstatus, Zahnfüllungsmaterialien und Prothesendruckstellen muss geachtet werden [74, 180]. Entsprechend schmerzhafte Bezirke sollten mit der Lupe oder dem Mikroskop betrachtet werden. Bei schlecht einsehbaren Nischen kann auch ein Endoskop hilfreich sein [128]. Auf trockene Schleimhaut oder Hypersalivation ist ebenfalls zu achten.

Im Zweifelsfall sollte bei suspekten Schleimhautveränderungen die Indikation zur Biopsie großzügig gestellt werden [33].

Im Fall von klinisch sichtbaren Schleimhautveränderungen muss überprüft werden, ob sie mit der Lokalisation der Beschwerden auch übereinstimmen. Wenn nicht, dann ist das in der Regel ein Zeichen, dass die Schleimhautveränderungen eine untergeordnete Bedeutung haben. Nach der Untersuchung sollte man sich noch einmal genau nach Art der Schmerzen, Verlauf während des Tages und der Mahlzeiten erkundigen [33, 58, 108, 130].

Die Erhebung der Anamnese und die Untersuchung eines an einem Burningmouth-Syndrom leidenden Patienten ist nicht einfach. Anzahl und Art möglicher Krankheitsursachen sind sehr variabel und fast nicht überschaubar. Man findet selten pathologische Zungen- bzw. Mundschleimhautveränderungen, und wenn, dann sind sie selten Ursache für eine Glossodynie (Tabelle 1.6). Oftmals fällt bei vielen Patienten während der Untersuchung auf, dass sie bei der Inspektion der Mundhöhle die Zunge sehr weit herausstrecken. Von manchen Autoren wird das als Zeichen einer täglichen Selbstuntersuchung gewertet [18, 24, 53, 109, 160, 163, 164].

1.7.3
Weitere Diagnostik

Entsprechende Fachärzte sollten zu Rate gezogen werden, wobei an erster Stelle der Dermatologe, aber auch der Neurologe, Zahnmediziner und der Internist zu nennen ist [9, 12, 15, 18, 33, 130]. Von HNO-ärztlicher Seite ist ein Riech- und Schmecktest indiziert. Eine Endoskopie des oberen Gastrointestinaltraktes sollte bei anamnestischen Angaben über Beschwerden im Epigastrium und Reflux in Erwägung gezogen werden (s. Übersicht). Die Erwartungen des Patienten sollten

Tabelle 1.6. Zungenbefunde in Abhängigkeit von der Ursache [3, 11, 58, 80, 89, 130, 145, 164, 170]

Befund	Ursache
Gerötete, feuchte Zunge	Perniziöse Anämie (Möller-Hunter-Glossitis), Pellagra
Gerötete und geschwollene Zunge	Allergie gegen Nahrungsmittel oder Prothesenmaterial
Gerötete und trockene Zunge	Diabetes mellitus, Sjögren-Syndrom, Radiatio, Medikamente
vergrößerte, derbe Zunge oder Zungenabschnitte	Tumor, Amyloidose, sekundäre oder tertiäre Syphilis
Graue, glatte Zunge	Lichen ruber planus, Sklerodermie
Gerötete Zunge mit weißlichen, abwischbaren Belägen	Kandidose
Gerötete Zunge mit weißlichen, nicht abwischbaren Flecken	Leukoplakie
Normale Zunge	Gastrointestinale Störungen, M. Hodgkin, paraneoblastisches Syndrom, Galvanismus, idiopathisch
Normale Zunge mit einschießenden Schmerzen oder einseitiges Zungenbrennen	Neuralgie (N. lingualis, N. glossopharyngeus, N. hypoglossus), vegetativ-neurotische Störungen, progressive Paralyse, apoplektischer Insult, Herpes zoster (Prodromalzeichen)

bei der Konsultation anderer Fachärzte nicht zu hoch gesetzt werden. Wenn der Kollege keine pathologischen Auffälligkeiten nachweisen oder auch keine Problemlösung anbieten kann, sind die Enttäuschungen der Burning-mouth-Syndrom-Patienten oft groß [35–37, 53, 56, 62].

Untersuchungen bei Glossodynie [33, 58, 76]

- Inspektion (Mundhöhle, vollständiger HNO-Spiegelbefund, Mikroskopie, Endoskopie)
- Palpation
- Riech- und Schmeckprüfung
- Allergiediagnostik
- Mikrobiologischer Abstrich
- Probeexzision bei Schleimhautveränderungen
- Sialometrie (Speichelflussrate)
- Serologie bzw. Hämatologie
- Röntgen (Zähne, Nasennebenhöhlen), Sonographie (Hals, Glandula parotis, Zunge), CT, MRT (bei palpatorisch und inspektorisch auffälligem Befund, Schädelbasis)
- Endoskopie des oberen Gastrointestinaltraktes
- Konsilien: Dermatologe, Zahnmediziner, HNO, Internist, Neurologe, Psychiater, Psychosomatik, Gynäkologe (in Abhängigkeit vom Befund)

! Bei einem normalen Zungenbefund sollten auf alle Fälle gastrointestinale Störungen, ein paraneoplastisches Syndrom, ein M. Hodgkin und eine psychogene Glossodynie im Sinne einer Karzinophobie oder larvierten Depression ausgeschlossen werden [14, 33, 45, 71, 83, 112, 164].

Umstritten ist, ob routinemäßig bei Patienten mit einem Burning-mouth-Syndrom eine Allergietestung zum Ausschluss z.B. einer Kontaktstomatitis bei Verdacht auf Prothesenunverträglichkeit durchgeführt werden sollte. Eine Testung ist vor allem bei morphologischen Veränderungen wie Rötung, Granulationen und Ulzerationen indiziert. Bei unauffälligem Schleimhautbefund kann eine Testung den Patienten mit Zahnersatz dagegen bestärken, dass beispielsweise eine Prothesenunverträglichkeit vorliegt [10, 35, 112, 169, 172, 174].

Blutuntersuchungen sollten sich nach der Verdachtsdiagnose richten, wobei Farbe oder Struktur der Schleimhaut auf eine zugrunde liegende Systemerkrankung, wie z.B. Eisenmangel- oder perniziöse Anämie, hinweisen kann (s. Übersicht).

Tipps zur Diagnostik einer Glossodynie
[3, 9, 11, 12, 18, 21, 23, 24, 27, 35, 45, 49, 58, 80, 83, 102, 108, 109, 163, 167, 170, 172, 173]

- *Zytologie* und *Histologie* tragen bei normaler Schleimhaut nur wenig zur Diagnostik des Burning-mouth-Syndroms bei
- Eine *Allergietestung* ist bei normalem Schleimhautbefund nicht sinnvoll
- Eine *Prothesenunverträglichkeit* ist bei unauffälliger Schleimhaut selten. Bei Patienten mit Teil- oder Vollprothese sollte auf korrekte Okklusion und Stabilität geachtet werden
- *Galvanismus* spielt keine wesentliche Rolle, und wenn, dann nur bei Schleimhaut- oder Zahnveränderungen
- *Speichelfluss- oder Elektrolytmessungen* sollten nicht routinemäßig eingesetzt werden, da sie kaum diagnostische oder therapeutische Relevanz besitzen
- *Blutuntersuchungen* sollten sich nach der Verdachtsdiagnose richten. Dazu gehören Blutstatus, mittleres korpuskuläres Volumen (MCV), mittlerer Hämoglobingehalt (MCH), Leukozyten, Blutzuckerbestimmungen, Hormonspiegel (Östrogene), Vitaminstatus (Vitamin B_{12}, auch B_1, B_2 und B_6, Folsäure), Serumeisen, Eisenbindungskapazität
- Vor allem sollte nach *Medikamenten*, die eine Mundtrockenheit verursachen, gefahndet werden. Eine Umstellung der Medikation oder Dosisreduktion ist in Absprache mit dem verordnenden Kollegen manchmal hilfreich

Die Zeit, die durch die verschiedenen Tests in Anspruch genommen wird, sollte eher zur vorsichtigen Exploration des Patienten genutzt werden.

In der Literatur wurden verschiedene Methoden zum Nachweis bzw. zur Objektivierung einer Glossodynie vorgeschlagen, wie beispielsweise die Temperaturmessung [27, 48, 71] oder die pathohistologische Untersuchung [33, 98].

Da jedoch das Zungenbrennen ein Symptom verschiedenster Krankheitserscheinungen ist, können diese Methoden die Glossodynie nicht objektivieren. Beispielsweise kann aber die histologische Untersuchung der kleinen Speicheldrüsen einen Beitrag zur Differentialdiagnose der Glossodynie mit oder ohne Sjögren-Syndrom leisten (s. Abschn. 1.4; [33, 98]).

1.8
Therapie

Entsprechend den vielen in der Literatur angegebenen Ursachen der Glossodynie gibt es auch eine unübersehbare Zahl von Behandlungsvorschlägen [14, 27, 38, 71, 99, 112–114, 118, 123, 137, 151, 160, 176]. Über therapeutische Erfolge wird ebenfalls sehr unterschiedlich berichtet. Die Mehrzahl der Autoren gibt Probleme bei der Behandlung, Therapieversager und auch Rezidive an, während andere überraschende Erfolge mitteilen [14, 38, 71, 99, 112, 123, 137, 160, 176]. Eine anzustrebende kausale Behandlung ist dadurch erschwert, dass eine Unzahl verschiedener lokaler und allgemeiner Ursachen beschrieben wurde. Insgesamt ist die Therapie des Burning-mouth-Syndroms schwierig und langwierig (s. Tabelle 1.7).

Tabelle 1.7. Therapeutische Richtlinien beim Burning-mouth-Syndrom [9, 14, 23, 27, 33, 47, 83, 102, 108, 113, 118, 119, 141, 156, 170, 173]

Allgemeine Aspekte	Aufklärung und verständnisvolles Gespräch mit dem Patienten Beratung des Patienten
	Der Patient sollte ernst genommen werden, es sollte Verständnis gezeigt werden!
Behandlung der Grundkrankheit	Nur selten nachweisbar – sollte aber in jedem Fall behandelt werden: z. B. Diabetes mellitus, Vitamin- oder Eisenmangelerscheinungen, Medikamentennebenwirkungen
Lokale Maßnahmen	Meiden von scharfen oder heißen Speisen bzw. Getränken, Nikotin, Alkohol Mundhygiene Bei Xerostomie speichelanregende Maßnahmen Mundspülung oder gezielte Auftragung (Antimykotika, Xylocaingel, Xylocain Viscös, Panthenollösung, Salizylsäurelösung)
Systemische Medikation	Bei Nichtanschlagen anderer Maßnahmen Psychopharmaka, z. B. Diazepam, Amitryptilin, Imipramin

1.8.1
Behandlung der Grundkrankheit

Liegen pathologische Veränderungen der Mundschleimhaut vor, d.h. Erkrankungen der Mundschleimhaut oder Allgemeinkrankheiten, so sollten diese natürlich therapiert werden [32, 47]. Nach der Behandlung eines auffälligen Befundes kann es zunächst zu einem Nachlassen der Beschwerden kommen, jedoch tritt die Glossodynie oft bald wieder auf, was sogar schon während der Therapie der Fall sein kann [49, 118]. Es versteht sich von selbst, dass Allgemeinkrankheiten behandelt werden müssen, auch wenn sie nicht sichere Ursachen der Glossodynie oder nur Begleiterkrankungen sind.

1.8.2
Therapie bei Schleimhautveränderungen

Bei Veränderungen der Mundschleimhaut wie der Lingua geographica oder der Lingua plicata sind scharfe Speisen, Fruchtsäfte, kohlensäurehaltige Getränke oder konzentrierter Alkohol (Schnaps) zu meiden [10, 27]. Weiterhin muss der Patient über die Harmlosigkeit des Krankheitsbildes aufgeklärt werden [18, 24, 53, 109, 160, 163, 164].

1.8.3
Nutzlose Behandlungsmethoden

Auf die Nutzlosigkeit unkritischer Vitamingaben kann nicht oft genug hingewiesen werden. Die Behandlung mit Östrogenen, Östrogen-Androgen-Kombinationen oder Anabolika hat offenbar nur einen Plazeboeffekt [33].

Im Allgemeinen ist es günstiger, bis zur exakten Diagnose auf eine Therapie zu verzichten, da jede erfolglose Vorbehandlung nur das sowieso schwierige Verhältnis zwischen Arzt und Glossodyniepatienten verschlechtern wird [164].

Leider wird gerade bei Glossodyniepatienten sehr häufig eine nichtindizierte Vitamin-B_{12}-Therapie, manchmal auch eine Behandlung mit Eisen- und Vitaminpräparaten durchgeführt, obwohl kein Mangel besteht [48, 140]. Der Patient leitet aus daraushäufig die seinen Vorstellungen entsprechende Ansicht ab, dass ein solcher Mangel vorliegt. Daher wird der Patient auch dem nächsten konsultierten Arzt entsprechende Behandlungsvorschläge machen, denen sich dieser nur sehr schwer entziehen kann [167].

Die von manchen Autoren propagierte Östrogentherapie ist im Allgemeinen ohne Wirkung, kann jedoch bei Frauen im Klimakterium im gewissen Sinne suggestiv wirksam sein. Aber auch andere Hormongaben, wie Androgene oder Kombinationen mit Östrogenen, sind meist ohne Effekt [23, 76, 102, 113, 119].

Carbamazepin wird zwar oft bei der einseitigen Glossodynie empfohlen [71, 176], ist jedoch bei der typischen Glossodynie in der Regel nicht wirksam [54].

Eine chirurgische oder zahnärztliche Therapie jeglicher Art mit umstrittener Indikation sollte trotz Patientenwunsch sehr kritisch abgewogen werden. Im Zweifelsfall sollte man diese Form der Behandlung ablehnen, denn sie kann die Beschwerden durchaus noch verstärken [37, 49, 62, 112, 160, 164, 167, 176].

Dagegen bestehen gegen eine Mundspülung oder eine antimykotische Therapie auch bei negativem Erregernachweis keine grundsätzlichen Bedenken [7, 183].

1.8.4
Praktische Aspekte bei der Behandlung

Bereits das verständnisvolle Gespräch mit dem Patienten, für das man sich als Arzt Zeit nehmen sollte, kann als kleine Psychotherapie angesehen werden. Man sollte dem Patienten zeigen, dass man das Problem versteht und vor allem auch ernst nimmt. Die Patienten sollten über die verschiedenen Aspekte des Burning-mouth-Syndroms, insbesondere über die Ursachen und die therapeutischen Möglichkeiten im konkreten Fall, aufgeklärt werden. Da oftmals eine kausale Therapie nicht möglich ist, sollten die Patienten auch darüber informiert werden. Manche Patienten bestehen dann nicht auf einer weiteren Behandlung. Das betrifft z. B. Menschen, die Angst vor einer bösartigen Erkrankung haben. Auch wenn man ihm nicht helfen kann, sollte man dem Patienten anbieten, dass er sich wieder vorstellen kann und weiterhin die Möglichkeit hat, über sein Problem zu reden [36, 37, 62, 109, 160, 163, 164]. Auf jeden Fall sollte den Patienten eine regelmäßige ärztliche Kontrolle angeboten werden [167, 176].

Verhaltensregeln und eine symptomatische Behandlung sind aber auch beim Fehlen einer kausalen Therapie möglich. Die Patienten sollten vor allem keine scharfen und heißen Speisen sowie keinen konzentrierten Alkohol zu sich nehmen. In unserer Praxis hat sich die Gabe von Panthenollösung (keine Lutschtabletten!) z. T. bewährt. Die Applikation eines lokalen Anästhetikums, wie beispielsweise Lidocaingel, ist ebenfalls möglich, hält aber nur kurze Zeit an [47, 108, 112]. Auch Wattekügelchen, die mit einer Lösung aus 7 %iger Salizylsäure und 70 %igem Alkohol getränkt und für etwa 10 s auf die brennenden Schleimhautareale gelegt werden, sind bei Schleimhautbrennen zu empfehlen. Diese Applikation kann mehrfach am Tag erfolgen [65]. Mundspülungen mit Salizylsäurelösung (Salizylsäure 300 mg, Vanillinin 10 mg, Alkohol 96 %ig 5 ml, Sorbitlösung 20 ml sowie Aqua destillata 100 ml; [65, 179]) oder spezielle Mundspüllösungen (Urea pura 40,0 in Aqua dest. ad 100,0; täglich nach den Mahlzeiten die Zunge 3 min lang gitterförmig bürsten; [3]) sind ebenfalls möglich.

Trizyklische Antidepressiva (Amitryptilin, Imipramin) können die Missempfindung bessern, sind aber erst bei einem Versagen der lokalen Behandlung indiziert.

Da trizyklische Antidepressiva jedoch therapeutisch wie Analgetika wirken [94], kann durch ein Ansprechen auf diese Therapieform nicht auf die Diagnose einer Depression als Ursache von Schleimhautbrennen geschlossen werden [55, 56]. Zum Teil erfolgreiche Therapieversuche wurden auch mit Diazepam oder Clonazepam [33, 176] sowie mit Diazepam kombiniert mit Vitamin-B-Komplex

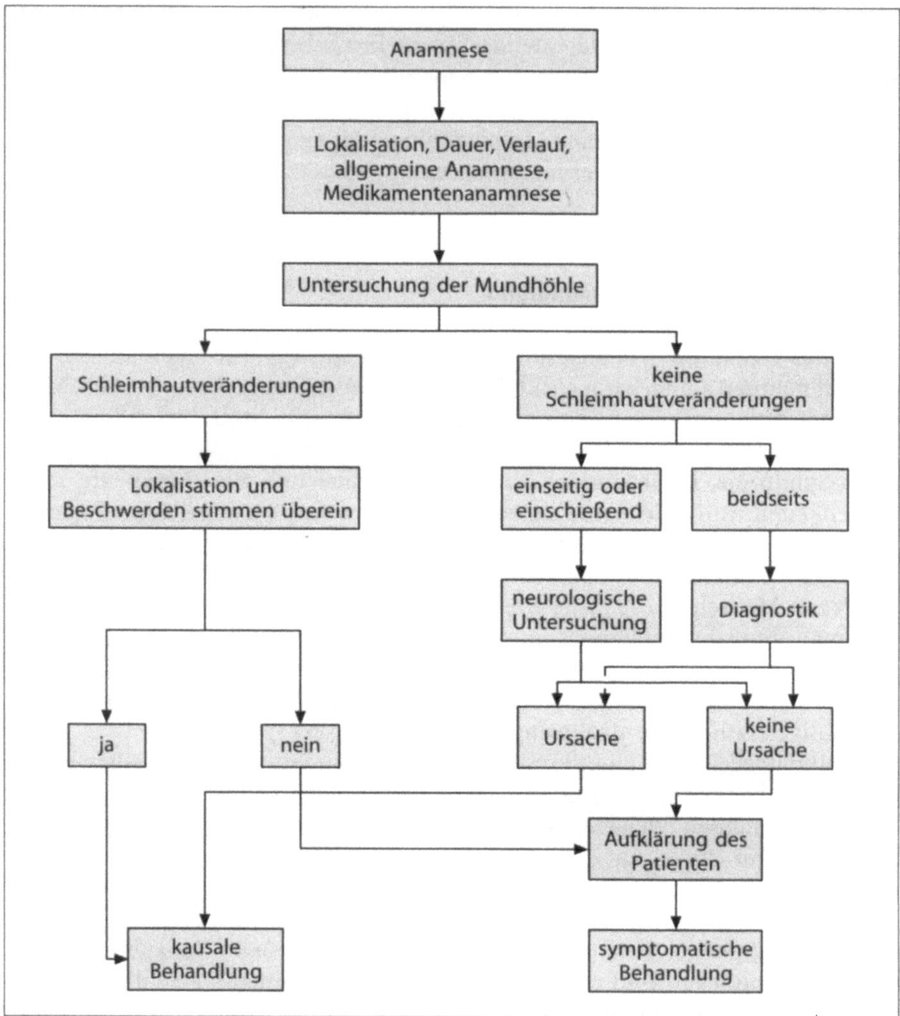

Abb. 1.1. Diagnostik und Behandlung des Burning-mouth-Syndroms

[14] unternommen. Die genannten Medikamente können die Schmerzen lindern, z. T. jedoch nur kurzzeitig. Viele Patienten mit einer Glossodynie haben jedoch Bedenken gegenüber einer Langzeitmedikation und lehnen daher oft die medikamentöse Therapie ab [14, 23, 47, 96, 119].

In der Literatur werden außerdem Hypnose [151], Elektroreiztherapie [38] oder Akupunktur [99, 137] zur Behandlung von Glossodynie angegeben. Abbildung 1.1 fasst das diagnostische und das darauf aufbauende therapeutische Vorgehen noch einmal zusammen.

1.9
Schlussbemerkung

Das Zungenbrennen ist keine Krankheit sui generis, sondern ein Symptom verschiedenartiger Krankheitsbilder bzw. die Folge unterschiedlichster Ursachenkomplexe. Insbesondere hämatogene oder Vitaminmangelsyndrome, odontogene, klimakterische Faktoren, Infektionen und endokrinologische Erkrankungen werden für das Zungenbrennen verantwortlich gemacht. Andererseits spielen auch psychogene Aspekte wie beispielsweise Angstzustände, Depressionen oder Phobien als krankheitsauslösende Faktoren eine Rolle. Oftmals findet man keine Ursachen. Eine systemische Diagnostik ist sehr wichtig, wobei die konsiliarische Vorstellung bei den entsprechenden Fachärzten, insbesondere der inneren Medizin, Zahnmedizin und Neurologie, hilfreich sein kann. Während bei klarer Ätiologie auch mit Erfolg eine kausale Therapie durchführbar ist, sollte bei unklarer Ursache keine polypragmatische Therapie erfolgen. Wichtig sind hierbei die Aufklärung und die Beratung des Patienten, wodurch das Problem des Schleimhautbrennens meist in lösbare Kategorien gerückt werden kann. Diagnose und Therapie können hierbei nur durch die innige Verflechtung aller medizinischen Fachdisziplinen ermöglicht werden.

Literatur

1. Aboyans V, Ghaemmaghami A (1973) The incidence of fissured tongue among 4,009 Iranian dental outpatients. Oral Surg Oral Med Oral Pathol 36: 34–38
2. Andreasson L, Bjorlin G, Korsgaard R, Mattiasson I, Trell E, Trell L (1982) Leucoplakia of the oral cavity, smoking and arylhydrocarbon-hydroxylase inducibility. Postgrad Med J 58: 138–141
3. Arnold W, Ganzer U (1999) Checkliste Hals-Nasen-Ohren-Heilkunde, 3. Aufl. Thieme, Stuttgart New York
4. Arotiba JT, Obiechina AE, Fasola OA, Fawole OI, Ajagbe HA (1999) Oral squamous cell carcinoma: a review of 246 Nigerian cases. Afr J Med Med Sci 28: 141–144
5. Axell T, Nilner K, Nilsson B (1983) Clinical evaluation of patients referred with symptoms related to oral galvanism. Swed Dent J 7: 169–178
6. Bai KY, Reddy CD, Abu-Talib SH (1995) Oral candidal carriage in young insulin dependent diabetics. J Indian Soc Pedod Prev Dent 13: 20–23
7. Banoczy J, Rigo O, Albrecht M (1993) Prevalence study of tongue lesions in a Hungarian population. Community Dent Oral Epidemiol 21: 224–226
8. Barasch A, Safford M, Eisenberg E (1998) Oral cancer and oral effects of anticancer therapy. Mt Sinai J Med 65: 370–377
9. Basker RM, Sturdee DW, Davenport JC (1978) Patients with burning mouths. A clinical investigation of causative factors, including the climacteric and diabetes. Br Dent J 145: 9–16
10. Bäurle G, Schönberger A (1986) Glossodynie – Indikation zur Epikutantestung? Z Hautkr 61: 1175–1184
11. Bengel W, Veltman G (1986) Differentialdiagnostik der Mundschleimhauterkrankungen. Quintessenz, Berlin
12. Bergdahl J, Tillberg A, Stenman E (1998) Odontologic survey of referred patients with symptoms allegedly caused by electricity or visual display units. Acta Odontol Scand 56: 303–307
13. Bergman M, Ginstrup O, Nilsson B (1982) Potentials of and currents between dental metallic restorations. Scand J Dent Res 90: 404–408

14. Bessho K, Okubo Y, Hori S, Murakami K, Iizuka T (1998) Effectiveness of kampo medicine (sai-boku-to) in treatment of patients with glossodynia. Oral Surg Oral Med Oral Pathol Oral Radiol Endod 86: 682–686

15. Bezold G, Volkenandt M, Gottlober P, Peter RU (2000) Detection of herpes simplex virus and varicella-zoster virus in clinical swabs: frequent inhibition of PCR as determined by internal controls. Mol Diagn 5: 279–284

16. Bhatia B, Bhatia KK, Aparna (1987) Herpes zoster of facial structures. J Indian Dent Assoc 59: 170–172

17. Birek C (2000) Herpesvirus-induced diseases: oral manifestations and current treatment options. J Calif Dent Assoc 28: 911–921

18. Bogetto F, Maina G, Ferro G, Carbone M, Gandolfo S (1998) Psychiatric comorbidity in patients with burning mouth syndrome. Psychosom Med 60: 378–385

19. Boni R (2000) Wie lautet Ihre Diagnose? Haarzunge (Lingua villosa nigra). Schweiz Rundsch Med Prax 89: 1543–1544

20. Bowen J (1993) Dizziness and psychiatric disease. J Gen Intern Med 8: 581–582

21. Brice DM, Danesh-Meyer MJ (2000) Oral lesions in patients with psoriasis: clinical presentation and management. J Periodontol 71: 1896–1903

22. Brooks JK, Balciunas BA (1987) Geographic stomatitis: review of the literature and report of five cases. J Am Dent Assoc 115: 421–424

23. Brown RS, Flaitz CM, Hays GL, Bottomley WK (1996) Five cases of burning lips syndrome. Compend Contin Educ Dent 17: 927–930, 932–936, 938

24. Browning S, Hislop S, Scully C, Shirlaw P (1987) The association between burning mouth syndrome and psychosocial disorders. Oral Surg Oral Med Oral Pathol 64: 171–174

25. Cannon RD, Chaffin WL (1999) Oral colonization by Candida albicans. Crit Rev Oral Biol Med 10: 359–383

26. Cannon RD, Holmes AR, Mason AB, Monk BC (1995) Oral Candida: clearance, colonization, or candidiasis? J Dent Res 74: 1152–1161

27. Cekic-Arambasin A, Vidas I, Stipetic-Mravak M (1990) Clinical oral test for the assessment of oral symptoms of glossodynia and glossopyrosis. J Oral Rehabil 17: 495–502

28. Chhetri DK, Rawnsley JD, Calcaterra TC (2000) Carcinoma of the buccal mucosa. Otolaryngol Head Neck Surg 123: 566–571

29. Cohen HA, Cohen Z, Ashkenasi A, Straussberg R, Frydman M, Kauschansky A, Varsano I (1994) Melkersson-Rosenthal syndrome. Cutis 54: 327–328

30. da Fonseca MA (1999) Management of mucositis in bone marrow transplant patients. J Dent Hyg 73: 17–21

31. Dammer R, Bonkowski V, Kutz R, Friesenecker J, Schüsselbauer T (1999) Die Früherkennung von Mehrfachtumoren bei der Primärdiagnostik oraler Karzinome mit Hilfe der Panendoskopie. Mund Kiefer Gesichtschir 3: 61–66

32. Dessirier JM, O'Mahony M, Carstens E (1998) Oral irritant effects of nicotine. Psychophysical evidence for decreased sensation following repeated application of and lack of cross-desensitization to capsaicin. Ann N Y Acad Sci 855: 828–830

33. Drage LA, Rogers RS III (1999) Clinical assessment and outcome in 70 patients with complaints of burning or sore mouth symptoms. Mayo Clin Proc 74: 223–228

34. Dreher A, Grevers G (1995) Fordyce Flecken. Ein wenig beachteter Befund im Bereich des Lippenrotes und der Mundschleimhaut. Laryngorhinootologie 74: 390–392

35. Drillisch C (1979) Zahnärztliche und nervenärztliche Aspekte des Schleimhautbrennens bei Prothesenträgern II. Nervenärztliche Aspekte. ZWR 88: 208–212

36. Eli I, Baht R, Littner MM, Kleinhauz M (1994) Detection of psychopathologic trends in glossodynia patients. Psychosom Med 56: 389–394

37. Eli I, Kleinhauz M, Baht R, Littner M (1994) Antecedents of burning mouth syndrome (glossodynia) – recent life events vs. psychopathologic aspects. J Dent Res 73: 567–572

38. Ely H (1991) Shocking therapy: uses of transcutaneous electric nerve stimulation in dermatology. Dermatol Clin 9: 189–197

39. Epstein JB, Truelove EL, Izutzu KT (1984) Oral candidiasis: pathogenesis and host defense. Rev Infect Dis 6: 96–106

40. Farman AG (1976) Tongue fissures. A classification and comparative prevalence study among 825 European Caucasian and 605 Xhosa Negro school children. J Biol Buccale 4: 349–364

41. Farman AG (1977) Hairy tongue (lingua villosa). J Oral Med 32: 85–91

42. Feinmann C, Harris M (1984) Psychogenic facial pain. Part 1: The clinical presentation. Br Dent J 156: 165–168

43. Feinmann C, Harris M (1984) Psychogenic facial pain. Part 2: Management and prognosis. Br Dent J 156: 205–208

44. Fenton SJ, Unkel JH (1997) Viral infections of the oral mucosa in children: a clinical review. Pract Periodontics Aesthet Dent 9: 683–690, 692

45. Field EA, Speechley JA, Rugman FR, Varga E, Tyldesley WR (1995) Oral signs and symptoms in patients with undiagnosed vitamin B_{12} deficiency. J Oral Pathol Med 24: 468–470

46. Fisher BK, Linzon CD (1997) Scrotal glans penis (glans penis plicatum) associated with scrotal tongue (lingua plicata). Int J Dermatol 36: 762–763

47. Formaker BK, Mott AE, Frank ME (1998) The effects of topical anesthesia on oral burning in burning mouth syndrome. Ann N Y Acad Sci 855: 776–780

48. Gallager FJ, Baxter DL, Denobile J, Taybos GM (1988) Glossodynia, iron deficiency anemia, and gastrointestinal malignancy. Report of a case. Oral Surg Oral Med Oral Pathol 65: 130–133

49. Gallagher FJ, Weaver T, Naylor GD (1989) Oral lesions as a cause of glossodynia. Ear Nose Throat J 68: 740–748

50. Garber GE (1994) Treatment of oral Candida mucositis infections. Drugs 47: 734–740

51. Gasser F (1970) Auswirkungen von Prothesen auf die Gewebe des Prothesenbettes. Dtsch Zahnärztl Z 25: 784–792

52. Goel VP, Bhatia BP (1972) Lingua villosa – a cause for dysphagia. J Indian Med Assoc 58: 91–92

53. Graff-Radford SB, Shaw LR, Naliboff BN (2000) Amitriptyline and fluphenazine in the treatment of postherpetic neuralgia. Clin J Pain 16: 188–192

54. Grechko VE, Orlova EA, Zhukova AG, Goranin OB (1975) Odnostoronnii sindrom glossalgii. Stomatologiia (Mosk) 54: 80–82

55. Grushka M, Epstein JB, Mott A (1998) An open-label, dose escalation pilot study of the effect of clonazepam in burning mouth syndrome. Oral Surg Oral Med Oral Pathol Oral Radiol Endod 86: 557–561

56. Grushka M, Sessle BJ, Howley TP (1987) Psychophysical assessment of tactile, pain and thermal sensory functions in burning mouth syndrome. Pain 28: 169–184

57. Gushcha RG, Belikov ES, Brodskaia IK, Startseva LA (1994) Ozlokachestvlenie krasnogo ploskogo lishaia slizistoi obolochki polosti rta. Stomatologiia (Mosk) 73: 15–16

58. Haberland CM, Allen CM, Beck FM (1999) Referral patterns, lesion prevalence, and patient care parameters in a clinical oral pathology practice. Oral Surg Oral Med Oral Pathol Oral Radiol Endod 87: 583–588

59. Hallett JMB (1968) Melkersson-Rosenthal syndrome. Am J Ophthalmol 65: 542–544

60. Hampf G (1987) Dilemma in treatment of patients suffering from orofacial dysaesthesia. Int J Oral Maxillofac Surg 16: 397–401

61. Haneke E (1977) Fluorescence histochemical demonstration of melanocytes in human buccal mucosa. Arch Oral Biol 22: 525–527

62. Haneke E (1978) Psychische Aspekte der Glossodynie. Dtsch Med Wochenschr 103: 1302–1305

63. Haneke E (1981) Zungen- u. Mundschleimhautbrennen. Zahnärztl Mitt 71: 1059–1061

64. Haneke E (1987) Klinisches Spektrum des oralen Lichen ruber planus. Z Hautkr 62: 589–592

65. Henricsson V, Axell T (1980) Palliative treatment of geographic tongue. Swed Dent J 4: 129–134

66. Hess D, Magne P, Belser U (1994) Traitement combine parodontal et prothetique. Schweiz Monatsschr Zahnmed 104: 1109–1115

67. Hintjens J, Daems L, Bossuyt M (1994) Melkersson Rosenthal syndrome. Review of the literature. Acta Stomatol Belg 91: 143–154

68. Hornstein OP (1977) Orale Leukoplakien I. Klassifikation, Differentialdiagnose, ätiologische Bedingungen der Kanzerisierung, Prognose. Dtsch Zahnärztl Z 32: 497–505

69. Hornstein OP (1979) Glossitis media rhombica. Hautarzt 30: 337

70. Hornstein OP, Stosiek N, Schönberger A, Meisel-Stosiek M (1987) Klassifikation und klinische Variationsbreite des Melkersson-Rosenthal-Syndroms (MRS). Z Hautkr 62: 1453–1466, 1471–1475

71. Huber MA, Hall EH (1989) Glossodynia in patients with nutritional deficiencies. Ear Nose Throat J 68: 771–775

72. Hugoson A (1986) Results obtained from patients referred for the investigation of complaints related to oral galvanism. Swed Dent J 10: 15–28

73. Hume WJ (1975) Geographic stomatitis: a critical review. J Dent 3: 25–43

74. Hüttenbrink KB (Hrsg) (1993) Manual der Untersuchungsmethoden Hals-Nasen-Ohrenheilkunde. Biermann, Zülpich

75. Isler C (1976) A mouth burn need not disfigure a child. Rn 39: 31–34

76. Jensen JL, Barkvoll P (1998) Clinical implications of the dry mouth. Oral mucosal diseases. Ann N Y Acad Sci 842: 156–162

77. Jolly M (1977) White lesions of the mouth. Int J Dermatol 16: 713–725

78. Jontell M, Haraldson T, Persson LO, Ohman SC (1985) An oral and psychosocial examination of patients with presumed oral galvanism. Swed Dent J 9: 175–184

79. Jordan RC, Daley T (1997) Oral squamous cell carcinoma: new insights. J Can Dent Assoc 63: 517–518, 521–525

80. Jung H (1972) Differentialdiagnose des „Zungenbrennens". Fortschr Med 90: 1043–1046

81. Karthaus M, Rosenthal C, Ganser A (1999) Prophylaxis and treatment of chemo- and radiotherapy-induced oral mucositis – are there new strategies? Bone Marrow Transplant 24: 1095–1108

82. Kirwald H, Montag A (1999) Luestertiärstadium der Mundhöhle. Laryngorhinootologie 78: 254–258

83. Kleinegger CL, Krolls SO (1996) Severe pernicious anemia presenting with burning mouth symptoms. Miss Dent Assoc J 52: 12–14

84. Kolokotronis A, Louloudiadis K, Fotiou G, Matiais A (2001) Oral manifestations of infections of infections due to varicella zoster virus in otherwise healthy children. J Clin Pediatr Dent 25: 107–112

85. Konis AB (1992) Geographic tongue. A case report. N Y State Dent J 58: 28–29

86. Kramer N (1971) Congenital fissuring and geographic tongue. Diastema 3: 23–26

87. Kühn J, Constantinidis J, Iro H, Dill-Müller D, Pahl S (1999) Unklare Veränderung der Mundschleimhaut. Lues I, orale Manifestation. HNO 47: 202–203

88. Lacour JP, Perrin C (1997) Eruptive familial lingual papillitis: a new entity? Pediatr Dermatol 14: 13–16

89. Lamey PJ, Hobson RS, Orchardson R (1996) Perception of stimulus size in patients with burning mouth syndrome. J Oral Pathol Med 25: 420–423

90. Lang J (1992) Lippen, Mundhöhle und Pharynx. Topographie. In: Naumann HH, Helms J, Herberhold C, Kastenbauer E (Hrsg) Oto-Rhino-Laryngologie in Klinik und Praxis, Bd 2: Nase, Nasennebenhöhlen, Gesicht, Mundhöhle und Pharynx, Kopfspeicheldrüsen. Thieme, Stuttgart New York, S 470–480

91. Langtry JA, Carr MM, Steele MC, Ive FA (1992) Topical tretinoin: a new treatment for black hairy tongue (lingua villosa nigra). Clin Exp Dermatol 17: 163–164

92. Laskaris G (2000) How to treat oral leucoplakia. J Eur Acad Dermatol Venereol 14: 446–447

93. Lee LA (2001) Behcet disease. Semin Cutan Med Surg 20: 53–57

94. Lee R, Spencer PS (1977) Antidepressants and pain: a review of the pharmacological data supporting the use of certain tricyclics in chronic pain. J Int Med Res 5: 146–156

95. Levenson MJ, Ingerman M, Grimes C, Anand KV (1984) Melkersson-Rosenthal syndrome. Arch Otolaryngol 110: 540–542

96. Lindmaier A, Lindemayr H (1989) Probleme mit Zahnprothesen und Zahnfüllungsmaterialien: Epicutantestergebnisse, Konsequenzen und Nachbeobachtung. Z Hautkr 64: 24–30

97. Logan RP, Polson RJ, Kitchen VS, Harris JR, Baron JH, Pinching AJ (1990) Oral leucoplakia and HIV. Lancet 335: 170

98. Luhn JP, Donath K, Haneke E (1981) Veränderungen der Lippenspeicheldrüsen bei Glossodynie. Pathohistologische und morphometrische Analyse. HNO 29: 10–16

99. Lutsik LA, Radomskii MA (1982) Iglorefleksoterapiia glossodinii. Stomatologiia (Mosk) 61: 84–85

100. Lynch DP (1994) Oral candidiasis. History, classification, and clinical presentation. Oral Surg Oral Med Oral Pathol 78: 189–193

101. Mahler VB, Hornstein OP, Boateng BI, Kiesewetter FF (1995) Granulomatous glossitis as an unusual manifestation of Melkersson-Rosenthal syndrome. Cutis 55: 244–246, 248

102. Mahler VB, Kiesewetter FF (1996) Glossitis granulomatosa – Symptom eines oligosymptomatischen Melkersson-Rosenthal-Syndroms. HNO 44: 471–475

103. Mashkilleison AL, Golousenko, II, Abuduev NK, Abramova EI (1990) Immunomorfologicheskie izmeneniia pri krasnom ploskom lishae slizistoi polosti rta. Vestn Dermatol Venerol Heft 2, 4–6

104. Massler M (1951) Oral manifestation during the female climacteric. Oral Surg 4: 1234–1243

105. Mavrogordato TJ (1970) Leucoplakia of the oral cavity. Sci Educ Bull 3: 45–50

106. McNulty JS, Fassett RL (1981) Syphilis: an otolaryngologic perspective. Laryngoscope 91: 889–905

107. Mindel A, Tovey SJ, Timmins DJ, Williams P (1989) Primary and secondary syphilis, 20 years experience. 2. Clinical features. Genitourin Med 65: 1–3

108. Miyamoto SA, Ziccardi VB (1998) Burning mouth syndrome. Mt Sinai J Med 65: 343–347

109. Miyaoka H, Kamijima K, Katayama Y, Ebihara T, Nagai T (1996) A psychiatric appraisal of „glossodynia". Psychosomatics 37: 346–348

110. Mohadjer C, Dietz A, Maier H (1995) Präkanzerose der Mundschleimhaut: Lichen ruber planus. HNO 43: 191–192

111. Moraes M, Russo G (2001) Thalidomide and its dermatologic uses. Am J Med Sci 321: 321–326

112. Murty GE, Fawcett S (1990) The aetiology and management of glossodynia. Br J Clin Pract 44: 389–392

113. Myers A, Naylor GD (1989) Glossodynia as an oral manifestation of sex hormone alterations. Ear Nose Throat J 68: 786, 789–790

114. Naylor GD, Marino GG, Shumway RC (1989) Glossodynia after radiation therapy and chemotherapy. Ear Nose Throat J 68: 751–757

115. Neuschulz B, Klammt J (1986) Untersuchungen zur Lingua plicata. Zahn Mund Kieferheilkd Zentralbl 74: 472–478

116. Niedermeier W, Hornstein OP, Müller N, Schaller KH (1990) Morphologische und funktionelle Merkmale der Gaumenschleimhaut und der Gll. palatinae. Dtsch Zahnärztl Z 45: 27–31

117. Oliver AJ, Helfrick JF, Gard D (1996) Primary oral squamous cell carcinoma: a review of 92 cases. J Oral Maxillofac Surg 54: 949–955

118. Pellegrino SV (1977) Glossopyrosis due to adenoid cystic carcinoma. Oral Surg Oral Med Oral Pathol 43: 521–523

119. Pisanty S, Rafaely B, Polishuk (1975) The effect of steroid hormones on buccal mucosa of menopausal women. Oral Surg Oral Med Oral Pathol 40: 346–353

120. Pomahac B, Svensjo T, Yao F, Brown H, Eriksson E (1998) Tissue engineering of skin. Crit Rev Oral Biol Med 9: 333–344

121. Popella C, Bodeker R, Glanz H, Kohl S (1999) Mehrfachkarzinome im oberen Aerodigestivtrakt. Teil 1: Mundhöhle und Oropharynx. Laryngorhinootologie 78: 671–678

122. Porter SR, Hegarty A, Kaliakatsou F, Hodgson TA, Scully C (2000) Recurrent aphthous stomatitis. Clin Dermatol 18: 569–578

123. Powell FC (1987) Glossodynia and other disorders of the tongue. Dermatol Clin 5: 687–693

124. Prince S, Bailey BM (1999) Squamous carcinoma of the tongue: review. Br J Oral Maxillofac Surg 37: 164–174

125. Rafanelli A (1970) Associazione di macrocheilite inflammatoria lichen della mucosa orale e lingua plicata. G Ital Dermatol Minerva Dermatol 45: 589–590

126. Ramos-Gomez FJ, Flaitz C, Catapano P, Murray P, Milnes AR, Dorenbaum A (1999) Classification, diagnostic criteria, and treatment recommendations for orofacial manifestations in HIV-infected pediatric patients. Collaborative Workgroup on Oral Manifestations of Pediatric HIV Infection. J Clin Pediatr Dent 23: 85–96

127. Reichart PA (1999) Infektionen der Mundschleimhaut (Teil II). Bakterielle, mykotische und virale Infektionen. Mund Kiefer Gesichtschir 3: 298–308

128. Reiß M (2001) Wie ich es mache – Endoskopisch kontrollierte Blutstillung bei Tonsillektomie. Laryngorhinootologie 80: 282

129. Reiß M, Reiß G (1999) Some psychological aspects of tinnitus. Percept Mot Skills 88: 790–792

130. Riley JL III, Gilbert GH, Heft MW (1998) Orofacial pain symptom prevalence: selective sex differences in the elderly? Pain 76: 97–104

131. Riley JL III, Gilbert GH, Heft MW (1999) Health care utilization by older adults in response to painful orofacial symptoms. Pain 81: 67–75
132. Roujeau JC (1999) Treatment of severe drug eruptions. J Dermatol 26: 718–722
133. Rudert H (1992) Maligne Tumoren der Lippen, der Mundhöhle und des Oropharynx. In: Naumann HH, Helms J, Herberhold C, Kastenbauer E (Hrsg) Oto-Rhino-Laryngologie in Klinik und Praxis, Bd 2: Nase, Nasennebenhöhlen, Gesicht, Mundhöhle und Pharynx, Kopfspeicheldrüsen. Thieme, Stuttgart New York, S 648–668
134. Rudino I (1958) Changes in oral tissues in aged patients. Dent Abstr 3: 566–567
135. Sabinski E (1976) Prothesenunverträglichkeit in der Betrachtungsweise verschiedener Fachdisziplinen. Dtsch Zahnärztl Z 31: 5–7
136. Sakamoto H, Nakai Y, Ohashi Y, Okamura T, Ochi H (1997) Positron emission tomographic imaging of head and neck lesions. Eur Arch Otorhinolaryngol Suppl 1: S123–S126
137. Satko I, Zalesak R, Zajko J (1990) Akupunktura v stomatologii. Prakt Zubn Lek 38: 194–197
138. Schepman KP, van der Meij EH, Smeele LE, van der Waal I (1996) Prevalence study of oral white lesions with special reference to a new definition of oral leucoplakia. Eur J Cancer B Oral Oncol 32B: 416–419
139. Schmidt-Westhausen AM, Reichart PA, Groß U (1999) Klinische und histopathologische Charakterisierung oraler Leukoplakien bei Patienten mit HIV-Infektion. Mund Kiefer Gesichtschir 3: 73–77
140. Schmitt RJ, Sheridan PJ, Rogers RS (1988) Pernicious anemia with associated glossodynia. J Am Dent Assoc 117: 838–840
141. Schoenberg B (1967) Psychogenic aspects of the burning mouth. N Y State Dent J 33: 467–473
142. Schoenberg B (1968) Psychogenic aspects of the burning mouth. J Dent Assoc S Afr 23: 249–255
143. Scully C (2000) Advances in oral medicine. Prim Dent Care 7: 55–58
144. Scully C, El-Kabir M, Greenman J, Porter SR, Mutlu S, Barton I, Adair R (1999) The effects of mouth rinses and dentifrice-containing magnesium monoperoxyphthalate (mmpp) on oral microflora, plaque reduction, and mucosa. J Clin Periodontol 26: 234–238
145. Scully C, Flint SR, Porter SR (1997) Erkrankungen der Mundhöhle. Diagnose und Therapie, 2. Aufl. Urban & Schwarzenberg, München Wien Baltimore
146. Scully C, Porter SR, Speight PM, Eveson JW, Gale D (1999) Adenosquamous carcinoma of the mouth: a rare variant of squamous cell carcinoma. Int J Oral Maxillofac Surg 28: 125–128
147. Shaikh AB, Arendorf TM, Darling MR, Phillips VM (1989) Granulomatous cheilitis. A review and report of a case. Oral Surg Oral Med Oral Pathol 67: 527–530
148. Sharp GE (1967) The hot tongue syndrome. Etiology and treatment. Arch Otolaryngol 85: 90–92
149. Shashy RG, Ridley MB (2000) Aphthous ulcers: a difficult clinical entity. Am J Otolaryngol 21: 389–393
150. Shelley WB, Arthur RP (1957) The neurohistology and neurophysiology of the itch sensation in man. Arch Dermatol 76: 296–323
151. Shenefelt PD (2000) Hypnosis in dermatology. Arch Dermatol 136: 393–399
152. Ship JA, Chavez EM, Doerr PA, Henson BS, Sarmadi M (2000) Recurrent aphthous stomatitis. Quintessence Int 31: 95–112
153. Shugars DA, Tyndall DA (1982) Communicable diseases in dental practice: a review for the generalist. Va Dent J 59: 14–26
154. Shugars DC, Patton LL (1997) Detecting, diagnosing, and preventing oral cancer. Nurse Pract 22: 105, 109–110, 113–115
155. Sindet Pedersen S, Petersen JK, Götzsche PC (1985) Incidence of pain conditions in dental practice in a Danish county. Community Dent Oral Epidemiol 13: 244–246
156. Spens E (1981) Untersuchungen zum Ursachenkomplex des Mundschleimhaut- und Zungenbrennens. Stomatol DDR 31: 329–339
157. Stadtler R, Bethke G (1991) Das Krankheitsbild des Lichen ruber der Mundschleimhaut. Mund Kiefer Gesichtschir 15: 200–206
158. Stofman GM, Schneidermann T, Sasson HN, Younai S, Narayanan K (1997) Aberrant external jugular vein phlebectasia with tongue pain. Am J Otolaryngol 18: 148–150
159. Sugerman PB, Savage NW (1999) Current concepts in oral cancer. Aust Dent J 44: 147–156

160. Sullivan PD (1989) The diagnosis and treatment of psychogenic glossodynia. Ear Nose Throat J 68: 795–798
161. Sweeney MP, Bagg J (2000) The mouth and palliative care. Am J Hosp Palliat Care 17: 118–124
162. Tiede D (1988) Langzeitbeobachtungen beim Lichen ruber mucosae. Stomatol DDR 38: 131–135
163. Trikkas G (1998) Further psychiatric considerations of glossodynia. Psychosomatics 39: 85–87
164. Trikkas G, Nikolatou O, Samara C, Bazopoulou-Kyrkanidou E, Rabavilas AD, Christodoulou GN (1996) Glossodynia: personality characteristics and psychopathology. Psychother Psychosom 65: 163–168
165. Trotti A (2000) Toxicity in head and neck cancer: a review of trends and issues. Int J Radiat Oncol Biol Phys 47: 1–12
166. Ullmann W, Hoffmann M (1981) Glossitis rhombica mediana. Eine Studie an 4422 dermatologischen Patienten. Hautarzt 32: 571–574
167. van der Ploeg HM, van der Wal N, Eijkman MA, van der Waal I (1987) Psychological aspects of patients with burning mouth syndrome. Oral Surg Oral Med Oral Pathol 63: 664–668
168. Van Maercke P, Günther M, Groth W, Gheorghiu T, Habermann U (1988) Lichen ruber mucosae with esophageal involvement. Endoscopy 20: 158–160
169. Vignarajah S (1996) Case report: a hazard caused by a lower partial denture. Dent Update 23: 18
170. Wagner IV (1979) Ein Beitrag zur Deutung und Differenzierung der Begriffe Stomatitis prothetica und Glossalgie bzw. Stomatodynie. Stomatol DDR 29: 679–683
171. Wagner IV (1981) Die Einflussgröße Speichel im Zusammenhang mit altersbedingten Mundveränderungen. Stomatol DDR 31: 508–510
172. Wagner IV, Röder H, Scholz A (1974) Die Bedeutung der Kunststoffüberempfindlichkeit für die Genese des Syndroms „brennender Mund". Stomatol DDR 24: 363–365
173. Wagner IV, Thiele P, Wagner S (1974) Symptomatik, Untersuchungsmethoden und therapeutische Möglichkeiten beim Syndrom „brennender Mund". Stomatol DDR 24: 285–289
174. Webb BC, Thomas CJ, Willcox MD, Harty DW, Knox KW (1998) Candida-associated denture stomatitis. Aetiology and management: a review. Part 1. Factors influencing distribution of Candida species in the oral cavity. Aust Dent J 43: 45–50
175. Webb BC, Thomas CJ, Willcox MD, Harty DW, Knox KW (1998) Candida-associated denture stomatitis. Aetiology and management: a review. Part 2. Oral diseases caused by Candida species. Aust Dent J 43: 160–166
176. Wesselmann U, Reich SG (1996) The dynias. Semin Neurol 16: 63–74
177. Willemsen WL, Opdam NJ, Verdonschot EH (1987) Tandheelkunde-onderwijs met betrekking tot pijn; een probleemverkenning. Ned Tijdschr Tandheelkd 94: 444–447
178. Wilmes E, Meurer M (1992) Entzündliche Erkrankungen. Lippen und Mundschleimhaut. In: Naumann HH, Helms J, Herberhold C, Kastenbauer E (Hrsg) Oto-Rhino-Laryngologie in Klinik und Praxis, Bd 2: Nase, Nasennebenhöhlen, Gesicht, Mundhöhle und Pharynx, Kopfspeicheldrüsen. Thieme, Stuttgart New York, S 575–598
179. Wolf C, Groh V, Pehamberger H (1986) Orales Leuködem – Folge eines Artefakts. Hautarzt 37: 393–396
180. Wustrow TPU (1992) Diagnostische Verfahren. Inspektion, Spiegeluntersuchung, Palpation. In: Naumann HH, Helms J, Herberhold C, Kastenbauer E (Hrsg) Oto-Rhino-Laryngologie in Klinik und Praxis, Bd 2: Nase, Nasennebenhöhlen, Gesicht, Mundhöhle und Pharynx, Kopfspeicheldrüsen. Thieme, Stuttgart New York, S 511–513
181. Wustrow TPU (1992) Entzündliche Erkrankungen. Veränderungen der Zunge. In: Naumann HH, Helms J, Herberhold C, Kastenbauer E (Hrsg) Oto-Rhino-Laryngologie in Klinik und Praxis, Bd 2: Nase, Nasennebenhöhlen, Gesicht, Mundhöhle und Pharynx, Kopfspeicheldrüsen. Thieme, Stuttgart New York, S 598–608
182. Zav'yalov AV, Maslennikova GV (1979) Relations between taste submodalities in healthy subjects and patients with glossalgia. Hum Physiol 5: 520–525
183. Zegarelli DJ (1984) Burning mouth: an analysis of 57 patients. Oral Surg Oral Med Oral Pathol 58: 34–38

KAPITEL 2

Nahrungsmittelallergien

2

J. RAKOSKI

2.1
Begriffsbestimmung

Nahrungsmittelallergien sind immunologisch bedingte Erkrankungen, die sich nach der Aufnahme bestimmter Nahrungsmittel einstellen. Die Sensibilisierung wird durch Hautteste und In-vitro-Methoden nachgewiesen.

Die klinische Aktualität sollte durch zweimal doppelblind plazebokontrollierte Exposition nachgewiesen werden.

Die IgE-vermittelten Nahrungsmittelallergien vom Soforttyp sind am besten untersucht. Neben diesen Krankheitsbildern gibt es nichtimmunologisch bedingte Überempfindlichkeiten gegen Nahrungsmittel und Nahrungsmittelzusatzstoffe, die das gleiche klinische Bild zeigen wie die IgE-mediierten Erkran-

HNO Praxis heute 22
E. Biesinger, H. Iro (Hrsg.)
© Springer-Verlag Berlin Heidelberg 2002

kungen, denen aber kein immunologischer Mechanismus zugrunde liegt. Sie werden nach Ring mit dem Begriff Idiosynkrasie bezeichnet [2].

Von diesen allergisch und durch Idiosynkrasie bedingten Erkrankungen ist eine ganze Reihe von anderen Nahrungsmittelunverträglichkeiten abzugrenzen. So gibt es Nahrungsmittelunverträglichkeiten auf toxischer Basis (z.B. bakterielle Kontaminationen) und Nahrungsmittelintoleranzen wie die Unverträglichkeit von Milchzucker auf der Basis eines Laktasemangels oder die verschiedenen Formen der Glutenintoleranz.

2.2
Epidemiologie

Es gibt nicht sehr viele epidemiologische Studien zur Nahrungsmittelallergie.

Die dort gefundenen Prävalenzen hängen von der Art der durchgeführten Diagnostik ab. Bei großen Probandenkollektiven wird die Diagnose einer Nahrungsmittelallergie bzw. Nahrungsmittelintoleranz aufgrund von Prick-Tests und Anamnesen gestellt.

Dabei ergaben sich in England Häufigkeiten von 20 % der Untersuchten, in Holland 12,4 % und in Deutschland 20,8 % [4].

In Studien, bei denen die fragliche Nahrungsmittelallergie mit Doppelblind-plazeboexpositionen kontrolliert wurde, ergab sich eine Häufigkeit zwischen 2 und 4 % der untersuchten Personen [3].

Bei allen Studien fiel auf, dass die Nahrungsmittelallergie bei Kindern häufiger ist und dass Frauen vermehrt zur Nahrungsmittelallergie neigen.

2.3
Pathophysiologie

Bei den meisten Nahrungsmittelallergikern liegt eine IgE-vermittelte Erkrankung vor. Die auslösenden Allergene sind Glykoproteine mit einem Molekulargewicht zwischen 5 und 75 kD. Jedes Nahrungsmittel kann verschiedene Allergene enthalten.

Die Sensibilisierung erfolgt über die Schleimhäute. Bei Kindern kommt es zur Sensibilisierung über die Darmschleimhaut.

Dieser Sensibilisierungsweg ist bei Erwachsenen eher selten. Ein Erwachsener erwirbt seine Nahrungsmittelallergie in vielen Fällen wie bei der Pollenallergie über die Atemwege. Die Pollen und bestimmte pflanzliche Nahrungsmittel haben gemeinsame Allergene, und so kommt es zum Krankheitsbild der pollenassoziierten Nahrungsmittelallergie.

Bei den Unverträglichkeiten auf Nahrungsmittelzusatzstoffe im Sinne einer Idiosynkrasie ist der Pathomechanismus nicht bekannt.

2.4
Klinik der Nahrungsmittelallergie

Das klinische Bild einer Nahrungsmittelallergie kann sehr unterschiedlich aussehen. An der Haut kommt es zu Urtikaria und Angioödem, auch ein atopisches Ekzem kann sich unter Nahrungsmittelexposition bei einem Nahrungsmittelallergiker verschlechtern. Im Gastrointestinaltrakt ist ein häufiges Symptom das orale Allergiesyndrom, hierbei kommt es zu Brennen und Jucken an den Lippen, an der Wangenschleimhaut bis hin zum Rachen. Im Bereich des unteren Magen-Darm-Traktes kann es zu Krämpfen, Durchfällen und Erbrechen kommen. Im Respirationstrakt bewirkt eine Nahrungsmittelallergie die Symptomatik eines Heuschnupfens mit verlegter Nasenatmung, Rhinorrhö und Niesreiz. Die schwerste Form der Klinik bei der Nahrungsmittelallergie ist die Herz-Kreislauf-Reaktion mit Schwindel, Tachykardie, Blutdruckabfall bis hin zum Vollbild des anaphylaktischen Schocks.

Auch beim Vorliegen einer Vaskulitis und bei Migräne wird eine Nahrungsmittelallergie diskutiert.

2.5
Wichtige Allergene

2.5.1
Kuhmilch

Kuhmilchallergie ist die Wichtigste im Kindesalter. 2–7% der Säuglinge leiden an einer Kuhmilchallergie.

Das Milchprotein enthält die Allergene. Die wichtigsten Allergene sind das Kasein, das Laktoglobulin und das α-Laktalbumin. Die beiden letztgenannten Allergene sind hitzelabil, d.h., sie werden beim Kochen weitgehend zerstört. Das gilt nicht für das Kasein. Kasein bleibt auch durch Kochen und Verarbeitung zu Käse als Allergen für das menschliche Immunsystem erkennbar. Kasein ist nicht artspezifisch. Es kommt auch in der Milch von Schaf und Ziege vor.

Die Milchallergie verliert sich bei den meisten Kindern in den ersten 3 Lebensjahren, Milchallergien bei Erwachsenen sind eine ausgesprochene Rarität.

2.5.2
Hühnerei

Das Hühnerei ist ein häufiger Auslöser allergischer Krankheiten im Kindesalter. Im Eiklar sind Ovomukoid, Ovalbumin und Ovtransferrin die führenden Allergene. Im Eigelb befindet sich das Allergen Livetin. Dieses Allergen ist auch in Vogelfedern und Vogelkot enthalten. Bei einer Sensibilisierung gegen Livetin kommt es zu einem gleichzeitigen Bestehen von Allergien gegen Vogelfedern und Vogeleiern. Zwischen den Eiweißen verschiedener Vogeleier kommt es immer wieder zu Kreuzsensibilisierungen.

Man kann daher dem Hühnereiallergiker nur empfehlen, auf Eier grundsätzlich zu verzichten. Auch eine Eiallergie verliert sich in vielen Fällen im Laufe des Lebens.

2.5.3
Fischallergien

Die Häufigkeit der Fischallergien hängt sehr von der verzehrten Fischmenge ab. Fischallergien sind in Skandinavien besonders häufig. Die wichtigsten Fischallergene sind im Muskelfleisch enthalten. Sie sind in vielen Fällen hitzestabil. Fischallergiker können daher auch keinen gekochten oder gebratenen Fisch essen. Eine ganze Reihe von Fischallergikern ist allerdings nur gegen die Allergene einer einzigen Fischart allergisch.

Salzwasserfische führen häufiger zu einer Sensibilisierung als Süßwasserfische.

2.5.4
Schalentiere

Garnelen, Langusten, Hummer, Krebse und Krabben gehören zu dieser Gruppe. Die meisten garnelenallergischen Patienten reagieren auf das Tropomyosin, das im Muskelprotein der Tiere enthalten ist. Tropomyosin ist in sehr vielen dieser Tiere vorhanden, sodass eine Kreuzreagibilität zwischen verschiedenen Schalentieren zu befürchten ist.

Tropomyosin ist auch in Hausstaubmilben enthalten, daraus ergibt sich, dass Hausstaubmilbenallergiker manchmal allergische Reaktionen auf den Genuss von Garnelen zeigen.

2.5.5
Pollenassoziierte Nahrungsmittelallergien

Birkenpollenallergiker leiden bis zu 70 % an einer Haselnussallergie, aufgrund derer es zu Quincke-Ödemen und generalisierten Reaktionen kommen kann. Harmloser, aber mit der gleichen Assoziationshäufigkeit sind orale Allergiesyndrome auf Äpfel, seltener Allergien gegen Kirschen, Pfirsiche und Zwetschgen. Diese Verbindung zwischen einer Pollenallergie und einer Nahrungsmittelallergie beruht auf dem Vorhandensein des Antigens Bet V1.

Das ebenfalls in Birkenpollen vorhandene Bet V2, ein Profilin, bewirkt eine Reaktionsgemeinschaft mit Sellerie.

Die Allergien finden sich auch bei Patienten mit einer Beifußpollenallergie. Diese ist z. T. mit Allergien gegen heimische Gewürze wie Dill, Petersilie, Kümmel und Koriander vergesellschaftet.

Auch eine Allergie gegen Karotten tritt gehäuft bei Birkenpollenallergikern
und Beifußpollenallergikern auf.

2.5.6
Latexallergien

In den letzten 10 Jahren kam es besonders bei Personen in medizinischen Be-
rufen zu Allergien gegen Naturlatex.

Diese Allergien sind häufig mit einer Nahrungsmittelallergie gegen Kiwi,
Avocado, Banane und Esskastanien vergesellschaftet.

2.5.7
Allergie gegen Leguminosen

Bei diesen Pflanzen sind die Allergien gegen Erdnuss und Sojabohne von besonderer Bedeutung.

Die Erdnussallergie ist in den USA sehr häufig und wird bereits in früher
Kindheit erworben.

Diese Allergie verliert sich im Laufe des Lebens nicht. Ein Teil der Erdnuss-
allergiker hat auch eine Allergie gegen Soja. Diese Allergie ist von besonderer
Bedeutung, da Sojaprodukte in vielen Nahrungsmitteln als Zusatzstoffe enthalten sind.

2.5.8
Nahrungsmittelzusatzstoffe

Bei den Unverträglichkeiten von Nahrungsmittelzusatzstoffen handelt es sich
nicht um eine Allergie, sondern um eine Unverträglichkeit im Sinne einer Idiosynkrasie. Die Symptomatik, die dabei auftritt, entspricht in Ablauf und Stärke
einer Typ-I-Allergie. Die wichtigsten Substanzen sind hier Benzoesäureverbin-
dungen, Sulfite, Sorbinsäuren und verschiedene Nahrungsmittelfarbstoffe.

2.6
Diagnostik

Die ersten Hinweise auf eine Nahrungsmittelallergie ergeben sich aufgrund der
Anamnese. In Einzelfällen ist es möglich, das auslösende Nahrungsmittel aufgrund der Patientenangaben zu identifizieren. Das ist z. B. bei Haselnussaller-
gien bei einem Birkenpollenallergiker der Fall. In vielen Fällen kann der Patient
aber keine exakten Angaben über das auslösende Nahrungsmittel für seine
allergische Erkrankung machen, häufig gehen auch Vorstellungen des Patienten
unbewusst in die Anamnese ein, die den Arzt auf eine falsche Spur führen.

Weitere Hinweise ergibt der Prick-Test mit kommerziellen Nahrungsmitteltestextrakten.

Diese Testung ist häufig unbefriedigend, da die kommerziellen Nahrungsmittelextrakte auch bei sonst eindeutiger Allergie *keine* Reaktion im Hauttest erkennen lassen.

Die Gründe dafür sind vielfältig. In weiteren Fällen hilft die Testung mit dem Nativnahrungsmittel mit der Prick-Methode weiter. Hier besteht aber die Gefahr, dass irritative Reaktionen mit allergischen Reaktionen verwechselt werden können. Einen weiteren Schritt in der Nahrungsmittelallergiediagnostik stellen die verschiedenen In-vitro-Methoden zum Nachweis von spezifischen IgE-Antikörpern dar.

Hierbei gibt es gar nicht selten falsch-negative oder falsch-positive Ergebnisse.

Aus diesem Grunde ist die orale Exposition zur Diagnoseklärung erforderlich. Diese sollte doppelblind und plazebokontrolliert erfolgen [1].

Es kann erst dann von einer klinisch manifesten Nahrungsmittelallergie gesprochen werden, wenn bei zweimaliger Exposition die allergischen Krankheitssymptome aufgetreten sind.

Plazebokontrolle ist deswegen erforderlich, da speziell bei der oralen Exposition die Erwartungshaltung des Patienten sehr hoch ist und auf psychogenen Wegen eine positive Reaktion vorgetäuscht werden kann. Die technische Durchführung einer doppelblind plazebokontrollierten Expositionstestung ist sehr aufwendig.

Da z. T. recht dramatische Reaktionen auftreten können, müssen entsprechende Sicherheitsstandards vorgehalten werden und eine intensivmedizinische Intervention möglich sein.

Die Nahrungsmittel können teilweise in getrocknetem Zustand verkapselt gegeben werden oder als Brei, dem stark färbende und geschmacksüberdeckende, allergologisch aber unwirksame Substanzen zugegeben werden können, z. B. schwarzer Johannisbeersaft.

Die Untersuchung wird in der Regel unter stationären Bedingungen durchgeführt, da die Reaktion aufgrund verschiedener Resorptionsverhältnisse auch erst verzögert nach ein oder zwei Stunden auftreten kann, obwohl es sich um eine Sofortreaktion handelt.

2.7
Therapie

Die ideale Therapie bei einer Nahrungsmittelallergie ist die Karenz zu dem entsprechenden Nahrungsmittel. In speziellen Fällen ist auch eine spezifische Hyposensibilisierungsbehandlung möglich, die aber bis jetzt nur in besonders ausgerüsteten allergologischen Zentren durchgeführt wird. Bei schwächeren Allergien kann ein Versuch mit Cromoglicate unternommen werden. Hier ist allerdings eine ausreichende Medikation erforderlich. Zur Selbstbehandlung des Patienten sollte dem Patienten eine Notfallapotheke rezeptiert werden, damit er bei unbeabsichtigten Diätfehlern eine Notfallbehandlung selbst einleiten kann.

Literatur

1. Bruijnzeel-Koomen C, Ortolani C, Aas KJ, Bindslev-Jensen C, Björkstén B, Moneret-Vautrin D, Wüthrich B (1995) Adverse reactions to food – Position paper. Allergy 5: 623–635
2. Ring J (1988) Angewandte Allergologie, 2. Aufl. MMV Medizin, München
3. Sampson HA (1999) Food allergy Part 1+2. J Allergy Clin Immunol 103: 717–728, 981–989
4. Schäfer T, Böhler E, Ruhdorfer S et al. (2001) Epidemiology of food allergy/food intolerance in adults: associations with other manifestation of atopy. Allergy 56: 1172–1179

KAPITEL 3

Komplikationen bei entzündlichen Erkrankungen der Nasennebenhöhlen 3

J. ZENK, J. CONSTANTINIDIS, A. BOZZATO und H. IRO

HNO Praxis heute 22
E. Biesinger, H. Iro (Hrsg.)
© Springer-Verlag Berlin Heidelberg 2002

3.1
Einleitung

Bei jedem banalen Schnupfen ist die Schleimhaut des Nasennebenhöhlensystems in irgendeiner Form mit an dem Entzündungsprozess beteiligt. Viele dieser Entzündungen heilen meist sogar ohne weitere Therapie folgenlos ab, somit ist es bisher schwierig, genaue epidemiologische Daten über die akute Sinusitis zu erheben [1].

Chronische Entzündungen der Nasennebenhöhlen hingegen sollen mit einer Inzidenz von 5–10% in der Bevölkerung auftreten, wobei in erster Linie das Siebbeinzellsystem, gefolgt von den Kieferhöhlen, der Stirnhöhle und schließlich den Keilbeinhöhlen betroffen ist [1].

Je nach Art der Sekretion unterscheidet man eine katharrhalische, hämorrhagische und eitrige Sinusitis, je nach Entstehung werden primäre, in der Nebenhöhle entstandene von sekundären, also aus der Umgebung fortgeleiteten Entzündungen unterschieden. Kann sich eitriges Sekret, das sich in einer Nebenhöhle angesammelt hat, aufgrund einer Abflussbehinderung nicht mehr drainieren, spricht man von einem geschlossenen Empyem. Unter einem Pyosinus hingegen versteht man Eiter in einer Nasennebenhöhle, die aus einer anderen Nebenhöhle stammt [1].

Die anatomische Lokalisation und die venösen Abflusswege der Nasennebenhöhlen können auch heute noch zu schweren und lebensbedrohlichen Komplikationen führen.

Diese Komplikationen betreffen häufig intrakranielle Strukturen, darüber hinaus die Region der Orbita, angrenzende Bereiche des Schädelskeletts sowie die angrenzenden Weichteile. Trotz der vermutlich hohen Inzidenz akuter und subakuter Sinusitiden kommt es insgesamt selten zu diesen Komplikationen.

Dennoch sind bei einer Letalität von heute immer noch 5–10% gegenüber 27–53% in der vorantibiotischen Ära [10] die rechtzeitige Erkennung und Behandlung dieser Komplikationen von herausragender Bedeutung.

Die folgende Abhandlung soll einen Überblick über den derzeitigen Stand der Diagnostik sowie der konservativen und operativen Therapie bei akuten Komplikationen geben. Darüber hinaus soll auch auf die Komplikationen der Mukozelen und deren Therapie eingegangen werden.

3.2
Anatomie und Entwicklung der Nasennebenhöhlen

Wichtig für das Verständnis der Entstehung sinugener Komplikationen und deren Ausprägung sind die anatomischen Gegebenheiten, die in Abhängigkeit vom Alter und damit von der Ausprägung des Nebenhöhlensystems typisch erscheinen.

So gehen z. B. orbitale Komplikationen im Kindesalter häufig mit einer Sinusitis ethmoidalis einher; im Erwachsenenalter entsteht eher eine Stirnbeinosteomyelitis ausgehend von einer Sinusitis frontalis.

Die Entwicklung der Nasennebenhöhlen beginnt im dritten bis vierten Fetalmonat von den Nasengängen und den hinteren oberen Abschnitten der Nasenhöhlen als Aussprossung von Schleimhautknospen. Bei der Geburt sind die noch rundlichen Siebbeinzellen ca. 2 mm breit. Die Kieferhöhle erscheint als etwa 7 mm große Ausbuchtung. Im Bereich der Keilbeinhöhle hat sich vom hinteren Siebbein ein kleiner sog. Paleosinus angelegt. Eine vordere Siebbeinzelle erscheint etwas später und wird sich ab dem 6–7. Lebensjahr bis in das Erwachsenenalter als Stirnhöhle auswachsen.

Die Kieferhöhle (Sinus maxillaris) ist mit einem Inhalt von ca. 15 ml die größte der Nebenhöhlen.

Bis zum 7. Lebensjahr ist die Kieferhöhle in der Regel sehr klein, da die Maxilla in diesem Bereich die Zahnkeime der zweiten Dention enthält. Erst nach dieser entwickelt sich der Sinus maxillaris zu seiner endgültigen Form.

Bezüglich der Entstehung und Fortleitung von Infektionen ist auf die Lage zur Orbita (Dach der Kieferhöhle: Orbitaboden), zu den Zähnen (dentogene Infektionen) und zur Maxilla (Oberkieferosteomyelitis) hinzuweisen.

Die Stirnhöhle (Sinus frontalis) variiert in Form und Ausdehnung sehr stark. Insbesondere können Asymmetrien zwischen rechter und linker Stirnhöhle beim gleichen Individuum sehr beträchtlich sein. Sie können ein oder beidseitig aplastisch sein (3–5 %), andererseits aber auch eine extreme Ausdehnung und Kammerung aufweisen, die die Entstehung entzündlicher Komplikationen begünstigt.

Der Boden der Stirnhöhle bildet das Orbitadach (orbitale Komplikationen!), die Stirnhöhlenhinterwand ist Teil der knöchernen vorderen Schädelgrube und typische Überleitungsstelle für endokranielle Komplikationen.

Das Siebbeinzellsystem (6–10 Cellulae ethmoidales) teilt sich in einen vorderen, mittleren und hinteren Anteil. Im Gegensatz zu den anderen Nasennebenhöhlen ist das Siebbeinzellsystem bei Geburt im Prinzip schon in endgültiger Form vorhanden. Nach kranial grenzt es an die vordere Schädelbasis teilweise mit Knochenlamellen unter 0,7 mm Dicke (endokranielle Komplikationen). Nach lateral begrenzt die Lamina papyracea das Siebbein von der Orbita (orbitale Komplikationen). Darüber hinaus verläuft auch der N. opticus noch in der Nachbarschaft der hintersten Siebbeinzellen bzw. kann in seltenen Fällen von diesen sogar umgeben sein (Onodi- oder Grünwald-Zellen), (retrobulbäre Neuritis nervi optici).

Die Keilbeinhöhle ist wie oben erwähnt bei Geburt zwar bereits als Paleosinus vorhanden, die sekundäre Pneumatisation beginnt dann im 4. Lebensjahr. Becker konnte diese ab dem 12. Lebensjahr 100 %ig röntgenologisch nachweisen, dennoch kann auch eine Agenesie der Keilbeinhöhle vorhanden sein [5]. In der Keilbeinhöhle selbst können Ausbuchtungen (Recessus) weit in die umgebenden Strukturen ausgebildet sein (z. B. Recessus supra- und infraopticus).

Das Dach der Keilbeinhöhle grenzt an die vordere und mittlere Schädelgrube und hinter der meist sehr dicken Hinterwand liegen die hintere Schädelgrube und die Pons.

Lang weist eine enge Verbindung, sichtbar als Prominenz in der Keilbeinhöhlenwand, im Falle des Canalis N. optici in 62 %, bei der A. carotis interna in

48 % und im Bereich des Sinus cavernosus und des N. abducens in 5 % der Fälle nach [38].

3.3
Erreger und Ausbreitungswege entzündlicher Erkrankungen

Patienten mit Komplikationen bei Sinusitis erhalten oftmals schon vor Kultivierung der Keime eine antibiotische Therapie. Diese Tatsache erschwert die Beurteilung der bakteriologischen Ergebnisse bei rhinogenen Komplikationen.

Bei der banalen Sinusitis können Haemophilus influenzae und Streptococcus pneumoniae am häufigsten isoliert werden [3]. Gelegentlich werden auch anaerobe Bacteroides-fragilis-Spezies gefunden.

Bei Patienten mit Osteomyelitis des Stirnbeins findet sich eine Vielzahl von Keimen. Einige Autoren wiesen alpha- und betahämolysierende Streptokokken, Bacteroidesspezies und weniger häufig Staphylokokken und Enterokokken nach. Andere Studien berichten über Staphylococcus aureus, nichtenterale Streptokokken und anaerobe Streptokokken.

Bei intrakraniellen Komplikationen werden vor allem Fusobakterien, Bacteroidesspezies und anaerobe Streptokokken nachgewiesen.

Kastenbauer gibt eine Übersicht über das Erregerspektrum bei orbitalen Komplikationen an.

Erregerspektrum bei orbitalen Komplikationen, der Häufigkeit nach geordnet (nach Kastenbauer) [33]

- Staphylococcus aureus
- Haemophilus influenzae
- Hämolysierende Streptokokken
- Staphylococcus albus und epidermidis
- Streptococcus viridans
- Pneumokokken Typ III
- Anaerobe Streptokokken
- Klebsiella pneumoniae
- Kolibakterien
- Pseudomonas aeruginosa
- Mischinfektionen
- Aspergillose (invasiv und nichtinvasiv)
- Eikenella corrodens
- Fusobakterium

Prinzipiell sollte bei jedem Patienten mit sinugenen Komplikationen repräsentatives Material zur Kultivierung gewonnen werden, um eine spezifische antimikrobielle Therapie zu beginnen.

Bei Gilbert finden sich Vorschläge für das jeweils anzuwendende Antibiotikum [20].

Invasive Pilzinfektionen sind eher eine Seltenheit, meist hervorgerufen durch eine Aspergillose oder Mukormykose bei immuninkompetenten Patienten (s. unten).

Prinzipiell kommen alle Nebenhöhlen als Ausgangspunkt von Komplikationen in Frage. Die anatomische Nachbarschaft, die Gesetzmäßigkeiten der Entwicklung der Nebenhöhlen, ihr Pneumatisationsgrad und individuelle Varianten bestimmen in den verschiedenen Lebensaltern die Ausbreitungswege [66]. Immer wieder werden vier Möglichkeiten der Ausbreitung von Infektionen genannt:

Zum einen ist es das direkte Übergreifen durch dünne Knochenwände oder ggf. auch angeborene Dehiszenzen oder durch Trauma erworbene Defekte im Bereich z. B. der Rhinobasis.

Ein zweiter wichtiger Infektionsweg stellt sicherlich die Ausbreitung entlang venöser Gefäße dar.

Die Thrombophlebitis in den überdies klappenlosen Diploevenen (Breschet) kann bei entsprechender Virulenz der Erreger rasch zu einer intrakraniellen Ausbreitung führen. Weiterhin führen venöse Abflüsse auch zur Orbita (orbitale Komplikationen), den Sinus cavernosus (septische Sinus-cavernosus-Thrombose) sowie in die umgebenden Knochen (Stirnbeinosteomyelitis).

Einem dritten Infektionsweg entlang arterieller Gefäße wird in der Literatur eher weniger Bedeutung beigemessen [33, 44].

Lymphwege als vierter Weg der Fortleitung von Infektionen scheinen bei der Ausbreitung und Entwicklung sinugener Komplikationen ebenfalls keine größere Rolle zu spielen. So gibt es z. B. in der Orbita keine Lymphgefäße, sodass auch bei orbitalen Komplikationen kein Austausch von Lymphe zwischen den Nasennebenhöhlen und der Orbita stattgefunden hat [4, 8].

3.4
Orbitale Komplikationen

Je nach Patientenselektion und Untersuchungsmethode reichen die Angaben zur Häufigkeit orbitaler Komplikationen bei Sinusitis von 21–90 % [8, 22, 60]. Harrison schätzt die Häufigkeit der Mitbeteiligung der Orbita auf 70 % bei akuter bzw. akut exazerbierter Sinusitis ethmoidalis [26].

Besonders häufig finden sich orbitale Komplikationen in den Wintermonaten, was sicherlich mit der erhöhten Inzidenz auch der Rhinitis in dieser Zeit einhergeht.

Des Weiteren werden orbitale Komplikationen auch häufig bei Kindern unter 6 bzw. 4 Jahren beobachtet [15, 27]. Der Häufigkeit nach sind als Ausgangspunkte das Siebbeinzellsystem, die Stirnhöhle, die Keilbeinhöhle und die Kieferhöhle zu nennen.

Tabelle 3.1. Einteilungen der orbitalen Komplikationen

Stadium	Chandler (1970) [8]	Kastenbauer (1992) [33]	Stammberger (1993) [66]
I	„preseptal cellulitis"	Orbitaödem	Entzündliches Lidödem
II	„orbital cellulitis"	Orbitale Periostitis	Periorbitale Osteitis/ Orbitaödem
III	„subperiostal abscess"	Subperiostaler Abszess	Subperiostaler Abszess
IV	„orbital abscess"	Apex-orbitae-Syndrom	Intraorbitales Infiltrat/ intraorbitaler Abszess
V	„cavernous sinus thrombosis"	Orbitaphlegmone	Gruppe-IV- Komplikationen mit Sinus-cavernosus- Thrombose

3.4.1
Klassifikation

In der Literatur finden sich verschiedene, aber in der Aussage sehr ähnliche Einteilungen der orbitalen Komplikationen. Chandler et al. unterscheiden insgesamt fünf Gruppen in ihrer Klassifikation (Tabelle 3.1). Das periorbitale oder präseptale Ödem (Gruppe I) ist die häufigste (70 %) und einfachste Form der orbitalen Komplikationen. Schramm et al. haben diese Gruppe nochmals unterteilt in Patienten mit oder ohne Chemosis. Patienten mit Chemosis (13 %) reagieren nicht immer auf konservative Maßnahmen [60]. Patienten in Gruppe II („orbital cellulitis") zeichnen sich aus durch periorbitale Schwellung und Ödem mit Proptosis und Schmerzen im Bereich der Orbita. Der subperiostale Abszess und der Orbitaabszess (Gruppen III und IV) sind durch zusätzliche Einschränkung der Bulbusmotilität sowie mögliche Einschränkungen des Visus gekennzeichnet. Die septische Thrombose des Sinus cavernosus (Gruppe V) stellt eine trotz maximaler Therapie immer noch lebensbedrohliche Erkrankung dar. Alternativ zu dieser Einteilung hat Kastenbauer eine Einteilung vorgeschlagen, die den möglichen und häufig fließenden Übergang betont:

Orbitaödem, orbitale Periostitis, subperiostaler Abszess, Apex-orbitae-Syndrom und Orbitaphlegmone.

Stammberger fasst beide Klassifikationen zu einer Einteilung zusammen, die auch Bedeutung für das jeweilige therapeutische Vorgehen hat (s. Tabelle 3.1).

3.4.2
Symptomatik

Die verschiedenen Stadien der orbitalen Komplikation können mehr oder weniger fließend ineinander übergehen oder sich auch direkt ohne Übergang aus der Entzündung einer Nasennebenhöhle ergeben. Im Stadium I (entzündliches Lidödem) besteht eine teigige Schwellung des Oberlides und/oder Unterlides je nach Ausgangspunkt der Entzündung (Stirnhöhle, Siebbeinzellen, Kieferhöhle).

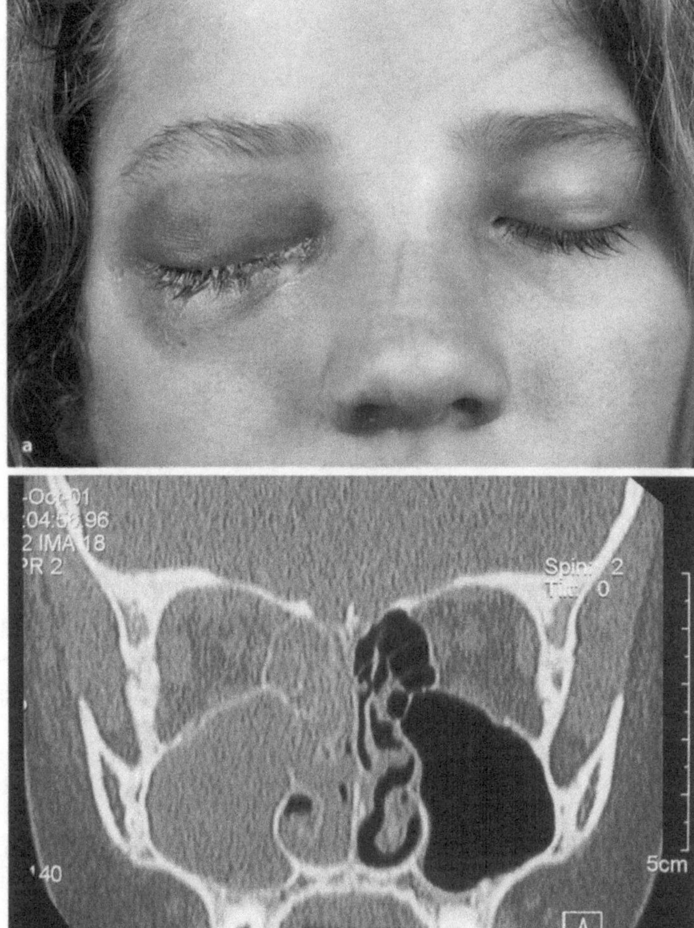

Abb. 3.1 a, b. Orbitale Komplikation Stadium II. **a** Klinisch zeigten sich eine rechtsseitige periorbitale Schwellung und Rötung. **b** Im CT koronar eine Verschattung des rechten Sinus maxillaris und der Siebbeinzellen

Die Rötung und Schwellung der Lider kann so weit ausgeprägt sein, dass eine Öffnung der Lidspalte nicht mehr möglich ist.

Typischerweise besteht in diesem Stadium noch keine Einschränkung der Bulbusbeweglichkeit oder des Visus.

Die Nähe zur V. angularis soll über eine direkte Fortleitung die Gefahr einer Sinus-cavernosus-Thrombose mit sich bringen. In den letzten Jahrzehnten gibt es hierzu, womöglich wegen des raschen Einsatzes von Antibiotika, keine Fallberichte in der Literatur.

Im Stadium II (Abb. 3.1) können bei fast allen Patienten (95 %) die periorbitale Schwellung und ein Ödem der Orbita festgestellt werden. Proptosis und

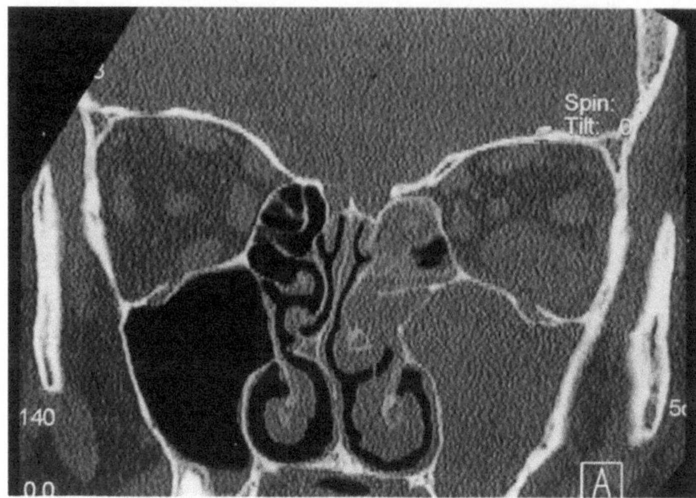

Abb. 3.2. Intraorbitaler Abszess (Stadium IV). Der 40-jährige Patient erlitt einen kompletten linksseitigen Visusverlust

Schmerzen im Bereich der Orbita sind in 85–89 % der Fälle vorhanden [32]. Nennenswerte bulbäre Bewegungseinschränkungen sind erst im Übergang zu Stadium III (subperiostaler Abszess) sichtbar. Eine Chemosis der Konjunktiva kann vorhanden sein, ist aber nicht obligat.

Im Stadium des intraorbitalen Abszesses (Abb. 3.2) kommt es meist zu einer sehr deutlichen Protrusio bulbi in dem dem Abszess gegenüberliegenden Quadranten [66].

Die Schmerzen sind in der Regel stark ausgeprägt und zusätzlich besteht durch die Verlagerung der Augenmuskeln eine Beeinträchtigung der Augenmotilität mit möglichen Doppelbildern.

Das Stadium der Orbitaphlegmone und/oder des intraorbitalen Abszesses besteht klinisch in einer massiven Bulbusprotrusion, sehr starken Schmerzen und einer maximalen Einschränkung der Bulbusbeweglichkeit. Greift die Entzündung auf die Orbitaspitze (Apex-orbitae-Syndrom) über, kommt es zu einer Ophthalmoplegie mit Visusminderung bis zur Erblindung.

Bei der Sinus-cavernosus-Thrombose sind, wie in den vorhergehenden Stadien, bedingt durch den fehlenden Blutabfluss über die klappenlosen orbitalen Venen ein ausgeprägtes Lidödem, eine Chemosis sowie ein deutlicher Exophthalmus sichtbar. Bedingt durch die obligatorische Stauungspapille besteht ein ausgeprägter Visusverlust und zudem können retinale Einblutungen sichtbar sein.

Durch die venöse Verbindung zur gesunden Gegenseite kann sich eine Entzündung auch auf das noch unbeteiligte Auge ausbreiten und zu einer vollständigen Erblindung führen.

Darüber hinaus können alle weiteren im Bereich des Sinus cavernosus verlaufenden Hirnnerven – N. oculomotorius (III), N. supratrochlearis (IV),

N. ophthalmicus (V₁), N. abducens (VI) – mit entsprechenden Ausfällen in den Prozess involviert sein.

Ausgehend von den orbitalen Komplikationen sind jederzeit weitere intrakranielle oder knöcherne Ausbreitungen möglich (s. unten).

3.4.3
Diagnostik

Wegweisend für die richtige Diagnose sind der klinische Befund des geschwollenen und geröteten Auges (s. oben) und die kurze Anamnese einer gleichzeitigen oder vorausgegangenen Rhinitis.

Bei der obligatorischen endoskopischen Untersuchung der Nase findet sich in der Regel eine ödematös veränderte mittlere Muschel mit verlegtem mittleren Nasengang, ursächlich für die Retention von Eiter im Bereich der dort mündenden Ausgänge der Nebenhöhlen.

In der Tat war aufgrund dieser Schwellung freier Eiter, insbesondere bei Kindern, nach einer Untersuchung von Samad nur in 7 % der Fälle nachweisbar [57].

Neben der HNO-ärztlichen Untersuchung ist die augenärztliche Kontrolle des Befundes obligatorisch (Bulbusbeweglichkeit, Augenhintergrund, Visusverlust, N. opticus). Aufgrund der bis hier erhobenen Befunde und der klinischen Ausprägung ergibt sich dann die Zuordnung der Komplikation in die jeweilige Gruppe (s. Tabelle 3.1). Während in Stadium I und II, insbesondere bei Kindern, zunächst mit konservativen Maßnahmen und klinisch engmaschigen Kontrollen keine weitere Diagnostik notwendig ist, muss bei Verschlechterung der Symptomatik und dem Verdacht auf Vorliegen eines subperiostalen Abszesses (Stadium III) eine weitere computertomographische Diagnostik durchgeführt werden. Zum Ausschluss von knöchernen oder Weichteilkomplikationen und insbesondere zum Nachweis eines Abszesses sind die Durchführung mit und ohne Kontrastmittel, in koronarer und axialer Schichtung (heutzutage ggf. in Rekonstruktion), sowie die Anfertigung von Knochen und Weichteilfenstern obligat.

Die native NNH-Röntgenaufnahme spielt heutzutage aufgrund der Verfügbarkeit und auch Notwendigkeit des CT (s. Abb. 3.1b und Abb. 3.2) eine untergeordnete Rolle.

Nicht zu vergessen ist die Bestimmung des C-reaktiven Proteins, der Leukozyten sowie ggf. der Blutsenkung als Entzündungsparameter auch zur Verlaufskontrolle im Routinelabor.

Für den geübten Untersucher kann auch die A- und B-Scan-Sonographie der Orbita hilfreich sein. Rochels berichtet über eine Treffsicherheit der Methoden zwischen 81 (orbitale Periostitis) und 100 % (Ödem und Superiostalabszess; [53]).

In fortgeschrittenen Stadien sowie bei Verdacht auf intrakranielle Beteiligung kann die Diagnostik durch eine neurologische Untersuchung ggf. mit Liquoruntersuchung ergänzt werden [44]. Die Kernspintomographie oder Kernspinangiographie oder auch die konventionelle Angiographie können bei Mitbeteiligung intrakranieller Strukturen sowie des Sinus cavernosus die bildgebenden diagnostischen Möglichkeiten vervollständigen.

Wichtig zu erwähnen sind noch die differentialdiagnostischen Überlegungen bei gerötetem Auge und Lidschwellung. Neben Verletzungen der Lider bzw. des Auges ist an andere entzündliche Erkrankungen wie ein Erysipel, eine banale Konjunktivitis, eine allergische Reaktion, einen Insektenstich oder auch an eine Dakryozystitis oder Dakryoadenitis zu denken. Darüber hinaus kann ein Ödem auch sekundär bei malignen Tumoren oder sonst blanden Mukozelen vorhanden sein.

3.4.4
Therapie

Während es in Stadium I und bei Kindern im Stadium II häufig schon mit konservativen Maßnahmen unter klinischer Kontrolle schnell zur Besserung der Symptomatik kommt, ist ab dem Stadium III und bei Erwachsenen auch schon im Stadium II eine operative Intervention indiziert [24].

Eine intensive konservative Therapie basiert auf der intravenösen Gabe eines Antibiotikums, wobei hier als Mittel der Wahl ein Cephalosporin der 2. oder 3. Generation, alternativ Ampicillin/Sulbactam in die engere Wahl genommen werden sollten. Als Alternative ist auch Ticarcillin/Clavulansäure oder Piperacillin und Tazobactam möglich. Um den Abfluss des entzündlichen Sekretes in die Nase zu gewährleisten, sind die Gaben von abschwellenden Nasentropfen, Inhalationen und die Anwendung von „hohen Einlagen" in den mittleren Nasengang unentbehrlich. Schmerz- und fiebersenkende Maßnahmen sind weiterhin als selbstverständlich anzusehen. Bei Visusverschlechterung und starker Schwellung hat sich in unseren Händen die Kombination aus Aniflazym, Felden und Tebonin als sehr wirksam erwiesen.

Als „kleine" operative Maßnahme kann eventuell auch schon die Medialisierung der mittleren Muschel in örtlicher Betäubung angesehen werden, die zu Druckentlastung und damit schnell zu einer Befundbesserung führen kann.

Kommt es auch während konservativer Therapie zu keiner Besserung der Symptomatik, so ist umgehend eine operative Sanierung angezeigt. Die Zeitspanne vom Beginn der Behandlung bis zur Indikationsstellung wird in der Literatur mit 12–72 h angegeben [8, 9, 66].

Tritt während der o. g. Maßnahmen eine deutliche Verschlechterung der Symptomatik ein oder sind primär bereits starke Schmerzen, Doppelbilder, ausgeprägter Exophthalmus, Visus- oder Gesichtsfeldeinschränkungen vorhanden, also bereits Stadium III (subperiostaler Abszess) zu vermuten, so ist dringlich ein operativer Eingriff angezeigt.

Eine durch Druck erzeugte Perfusionsstörung der A. centralis retinae kann bereits nach 1,5 h zu einem bleibenden Sehverlust oder einer Erblindung führen [2, 28].

Das operative Vorgehen der Wahl besteht in der Regel aus der endonasalen, endoskopisch oder mikroskopisch kontrollierten Eröffnung der betroffenen Nasennebenhöhlen. Auch bei subperiostalen oder medial gelegenen intraorbitalen Abszessen kann nach Wegnahme der Lamina papyracea und Schlitzung der

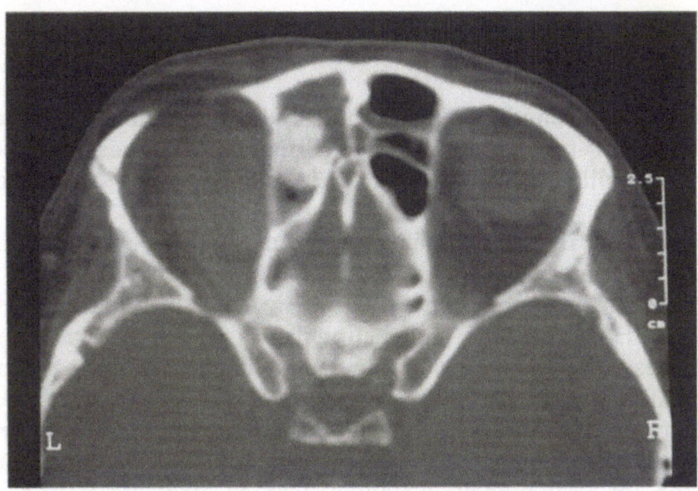

Abb. 3.3. Orbitale Komplikation Stadium I, Sonderfall: osteominduzierte Obstruktion des linken Stirnhöhlenostiums

Periorbita die Drainage in die Nase erfolgen. Darüber hinaus ist bei Bedarf auch eine Dekompression des N. opticus möglich.

Je nach Befund der Nasennebenhöhlen und dem Ausgangspunkt der Komplikation kann auch ein Vorgehen von extern indiziert sein, z. B. bei Abflussstörung der Stirnhöhle bedingt durch ein Osteom oder eine nicht zu erreichende Drainage von endonasal bei anatomischer Variation des Ductus nasofrontalis (Abb. 3.3).

Bei Vorliegen einer Sinus-cavernosus-Thrombose ist eine maximal-chirurgische und antibiotische Therapie indiziert.

Weiterhin ist die Gabe von Antikoagulanzien, z. B. Heparin oder Streptokinase, zu erwägen. Insgesamt wird deren Indikation ähnlich wie bei der septischen Thrombose des Sinus sigmoideus kontrovers gesehen [66].

Bei endonasaler Drainage der Nebenhöhlen bei Kindern sollte darauf aufmerksam gemacht werden, dass eine adäquate endoskopische Nachpflege oft nicht möglich ist, sodass dies ggf. bei einem Zweiteingriff nach einigen Tagen in Intubationsnarkose nachgeholt werden muss.

Ist es bei Kindern nach operativer Versorgung einer orbitalen Komplikation zunächst zu einer Verbesserung der Symptomatik gekommen und verschlechtert sich die Klinik erneut, ist auch hier an eine ungenügende Drainage durch Krustenbildung und Verlegung des mittleren Nasenganges und an eine Nachpflege in Intubationsnarkose zu denken.

3.5
Intrakranielle Komplikationen

Die intrakraniellen Komplikationen umfassen die Meningitis, Thrombosen der venösen Sinus, Epi- und Subdural- sowie Hirnabszesse. Insgesamt hat die Inzidenz dieser Komplikationen erfreulicherweise unter Einsatz von Antibiotika abgenommen.

So machten z. B. sinugene Hirnabszesse früher noch 32 % und jetzt nur noch 13 % aller Hirnabszesse aus [63].

Weiterhin sind die durch CT und MRT oder MRA früh gestellte Diagnose und die aggressive HNO-ärztliche und neurochirurgische Behandlung des Fokus und des Abszesses verantwortlich dafür, dass auch die Mortalität dieser schweren Komplikationen deutlich gesunken ist (0 – 53 %). Die Prognose der intrakraniellen Komplikationen zeigt eine deutliche Korrelation mit dem neurologischen Ausgangsbefund [63]. Bei den Patienten, die wegen einer sinugenen Komplikation im Krankenhaus behandelt werden, liegt die Häufigkeit einer intrakraniellen Komplikation bei ca. 4 %. Die Häufigkeit der einzelnen Komplikationen variiert [10, 19, 63, 67].

Am häufigsten gehen intrakranielle Komplikationen von den Stirnhöhlen aus, bei Kindern vom Siebbein und der Keilbeinhöhle [66]. Endokranielle Komplikationen können entweder direkt über die Nebenhöhlen oder auch über eine orbitale Komplikation entstehen.

Darüber hinaus ist auch an die hämatogene Ausbreitung bei dentogenen Entzündungen, entzündlichen Oberkieferprozessen oder Thrombophlebitiden des Plexus pterygoideus zu denken.

Bei Verdacht auf eine intrakranielle sinugene Komplikation sind CT mit und ohne Kontrastmittel (axial und koronar) sowie MRT und MRA die bildgebenden Methoden der Wahl zur Darstellung des Umfanges der Pathologie. Insbesondere mit Hilfe der MRT kann die intrakranielle Ausbreitung von Infekten zu einem früheren Zeitpunkt mit höherer Sensitivität als im CT diagnostiziert werden [47]. Intrakranielle Lufteinschlüsse können hierbei auf eine Verbindung zum Nasennebenhöhlensystem hinweisend sein.

3.5.1
Meningitis/Enzephalitis

Die sinugene Meningitis stellt in der Literatur die häufigste intrakranielle Komplikation dar [10, 19, 63, 67]. Hohes Fieber, neurologische Auffälligkeiten, schwere Kopfschmerzen und deutlicher Meningismus sowie Lichtscheu müssen an eine solche Komplikation denken lassen.

Abb. 3.4 a – c. Rezidivierende Pyozele des rechten Sinus frontalis mit orbitaler Komplikation. Nebenbefundlich Vorliegen eines Turmschädels. **a** CT axial. **b** Nach primärer antibiotischer Therapie Darstellung der frontalen Drainagewege (*Pfeile*) und Rhinobasis (*RB*). Nach Entfernung der gesamten Schleimhaut Vorbereitung zur Fettobliteration. **c** Intraoperativer Befund nach Fettobliteration (*F*) des Sinus frontalis

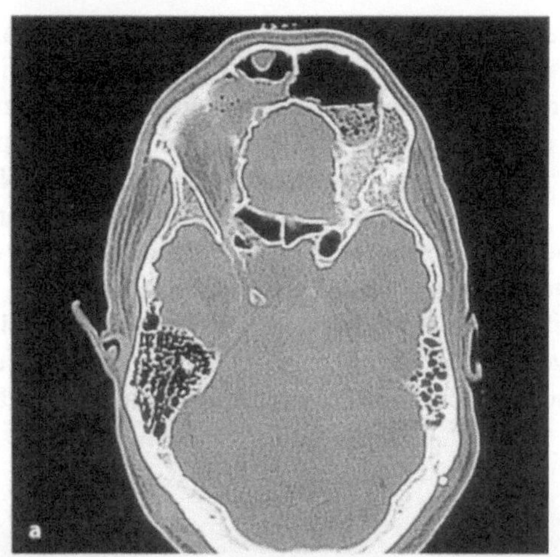

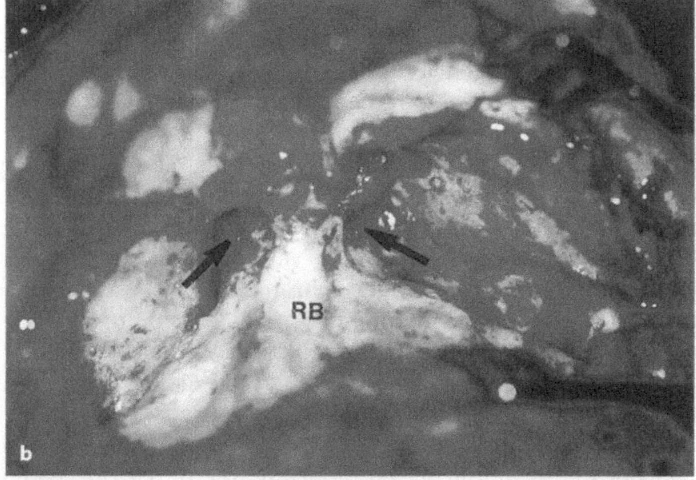
RB

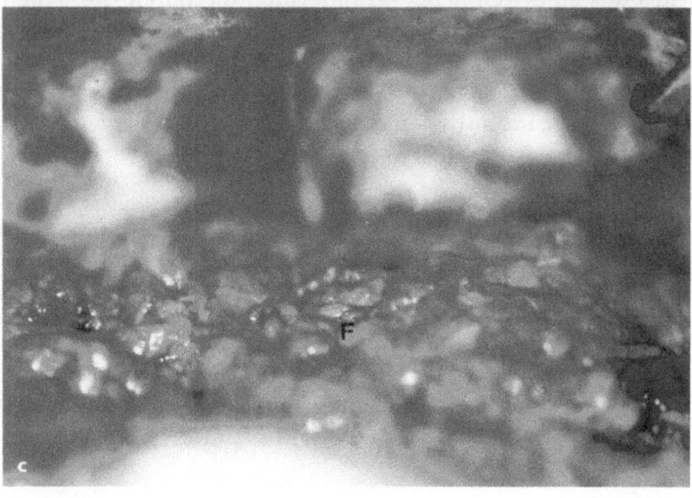
F

Neben der Bildgebung ist eine Liquorpunktion zur Bestimmung der Zellzahl und ggf. zur Kultivierung und Bestimmung der Erreger indiziert. Bei Pathologien in den Nasennebenhöhlen, einer vorausgegangenen Anamnese und dem klinischen Befund einer Sinusitis sind auf jeden Fall eine operative Sanierung und Drainage der betroffenen Nasennebenhöhlen von HNO-ärztlicher Seite indiziert (Abb. 3.4). Hinzuweisen ist besonders bei der sinugenen Meningitis auf die genaue intraoperative Exploration der Frontobasis und das Erkennen von knöchernen Defekten oder das Vorliegen von Liquorfisteln.

Parallel muss mit einer hochdosierten, ggf. kombinierten intravenösen Antibiotikatherapie begonnen werden. Trotz intensiver antibiotischer und chirurgischer Therapie werden in der Literatur immer noch Mortalitätsraten von bis zu 45 % genannt [63].

3.5.2
Epidurales Empyem/Pachymeningitis externa circumscripta

Das epidurale Empyem entsteht typischerweise an der Hinterwand der Stirnhöhle. Der venöse Abfluss und die Beschaffenheit der Dura an dieser Stelle prädisponieren eine Abszessbildung [63, 67].

Die Symptome sind eher gering und neurologische Defizite können ganz fehlen. Häufig besteht gleichzeitig eine Mitbeteiligung der Orbita oder ein Durchbruch des Stirnhöhlenempyems nach außen. Bei Zunahme des Geschehens kann der Epiduralabszess die Dura hirnwärts verlagern und zu Kompressionssymptomen und Massenverschiebungen führen [66]. Im CT sollten differentialdiagnostisch Blutungen und Hämatome, die mit einem Epiduralabszess einhergehen können, als alleinige Ursache ausgeschlossen werden.

Neben der Gabe von Antibiotika ist die operative Sanierung im Sinne einer transfrontalen Ausräumung und Sanierung indiziert.

Oft findet man an der Stirnhöhlenhinterwand einen kleinen osteolytischen Defekt oder eine weißliche Veränderung, die durch die fehlende Blutversorgung aufgrund der thrombophlebitischen Gefäßobliteration entstanden ist [66].

Bei entsprechender Drainage des Sinus frontalis in die Nase kann dieser erhalten werden. Kann keine suffiziente Ableitung geschaffen werden, muss eine Obliteration oder Kranialisation erwogen werden.

3.5.3
Subdurales Empyem

Bei der Ausbreitung der Entzündung durch die natürliche Barriere der Dura kann sich ein Subduralabszess bzw. ein Subduralempyem entwickeln. Stirnhöhle oder Siebbein sind die häufigsten Ausgangspunkte [21]. Durch die relativ gute Abgrenzung zum übrigen Subarachnoidalraum sind Erhöhungen der Zellzahl eher selten.

Je nach Ausdehnung des Prozesses können die Patienten sehr symptomarm sein und die Symptome der Sinusitis im Vordergrund stehen.

Bei Ausdehnung in die Hirnsubstanz kann es zu neurologischen Herdsymptomen kommen. Des Weiteren können auch Krampfanfälle erste Zeichen einer solchen Komplikation darstellen. Über die Häufigkeit des subduralen Empyems gibt es in der Literatur sehr widersprüchliche Angaben [21]. Die operative Sanierung der betroffenen Nasennebenhöhle ist in jedem Fall neben der hochdosierten Gabe von Antibiotika indiziert. In den meisten Fällen muss auch eine Drainage des Abszesses erfolgen. Nach Stammberger können allenfalls sehr umschriebene und symptomlose Herde engmaschig kontrolliert werden [66].

Mortalitätsraten bis zu 30 % trotz maximaler Therapie werden beschrieben [46].

3.5.4
Hirnabszess

Eine Thrombophlebitis und die septische Implantation im Hirnparenchym, das aufgrund des gestörten venösen Abflusses stark beeinträchtigt ist, stellt die wichtigste Ursache der Ausbildung eines Hirnabszesses dar.

Das Frontalhirn und insbesondere die Grenzzone zwischen grauer und weißer Hirnsubstanz sind die bevorzugten Lokalisationen ([63, 66, 67]; Abb. 3.5).

Da bei Beeinflussung des Frontalhirnes neurologische Herdsymptome oft fehlen, ist eine klinische Diagnose nicht immer einfach zu stellen.

Singh et al. berichten bei Patienten mit Frontalhirnabszess in nur 57 % der Fälle über eine Beeinträchtigung des Bewusstseinsgrades, in 26 % bestanden Hirnnervenparesen und 19 % der Patienten verstarben direkt nach Diagnosestellung [63].

Abb. 3.5. Hirnabszess, MRT

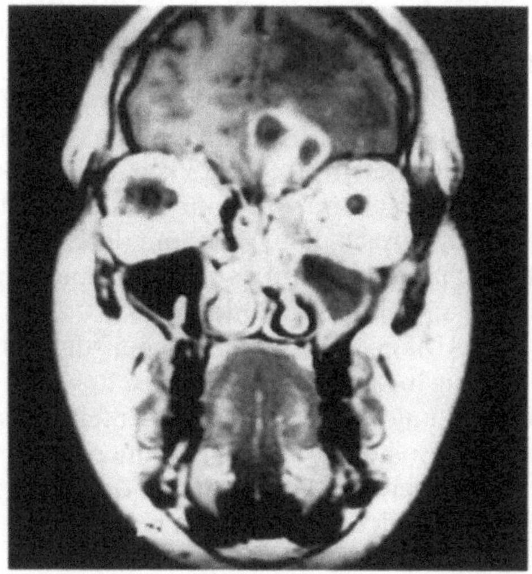

Die Behandlung des Abszesses besteht zunächst in der operativen Sanierung der betroffenen Nasennebenhöhle und der hochdosierten Gabe von Antibiotika. Die Sanierung des Abszesses liegt in neurochirurgischer Hand. Auch wenn sich manche Abszesse bei der Gabe von Antibiotika zurückbilden, so ist dennoch häufig nach Stabilisierung der Abszessmembran eine CT-gesteuerte Punktion oder die direkte chirurgische Drainage des Abszesses notwendig [10, 19].

Die Rolle der Gabe von Kortikosteroiden bei intrakraniellen Komplikationen sowie beim Hirnabszess wird in der Literatur insgesamt kontrovers diskutiert. Teilweise beobachtet man einen Nutzen bei akuter klinischer Verschlechterung und Zeichen eines Hirnödems [18]. Andererseits können Steroide die Diffusion von Antibiotika, das Immunsystem sowie die Ausbildung einer Abszesskapsel beeinflussen [10].

Ein Einfluss auf die Mortalität und die Ausbildung von Hirnabszessen konnte in Tierversuchen nicht nachgewiesen werden [61].

3.6
Knöcherne Komplikationen

3.6.1
Osteitis und Osteomyelitis des Os frontale

Die häufigste knöcherne Komplikation der Nasennebenhöhlen ausgehend von der Stirnhöhle ist ein von Sir Percivall Pott beschriebener „Tumor" im Bereich der Stirn („Pott's puffy tumour", PPT; Abb. 3.6). Er begründete sein Auftreten zunächst mit einem vorher aufgetretenen Trauma (1768) und später mit einer vorausgegangenen Entzündung der Nebenhöhlen (1775; [23]). Heutzutage ist die Erkrankung definiert als „ein oder mehrere subperiostale Abszesse des Os frontale mit gleichzeitiger Osteomyelitis". Die Entzündung wird entweder direkt durch osteolytische Zerstörung des Knochens oder über Gefäße vom Sinus frontalis aus fortgeleitet [66].

Die Osteomyelitis des Stirnbeines kann alle Altersstufen betreffen, sie kommt allerdings gehäuft bei Teenagern vor [16, 62]. Die häufigsten Erreger sind Staphylokokken, Streptokokken, Pneumokokken und Anaerobier [45].

Die typischen Symptome sind zumeist Kopfschmerzen, Lichtscheu, Schwellung im Bereich der Orbita und der Stirn mit Rötung sowie Fieber. Bei weiterem Fortschreiten kommt es zu einer Spontanperforation der Haut über der Stirnhöhle und einer Fistelbildung.

Die Diagnostik besteht neben der klinischen und endoskopischen Untersuchung in der Bildgebung mit CT (s. Abb. 3.6 b und Abb. 3.7 b) und ggf. MRT zur Darstellung des Ausmaßes der Infektion sowie zum Ausschluss anderer gleichzeitig bestehender Komplikationen der Sinusitis.

Die Therapie besteht neben der Gabe von Antibiotika in der chirurgischen Sanierung der Sinusitis durch Schaffung einer Drainage des Sinus frontalis in die Nase und gleichzeitiger Ausräumung von Knochensequestern (Abb. 3.7).

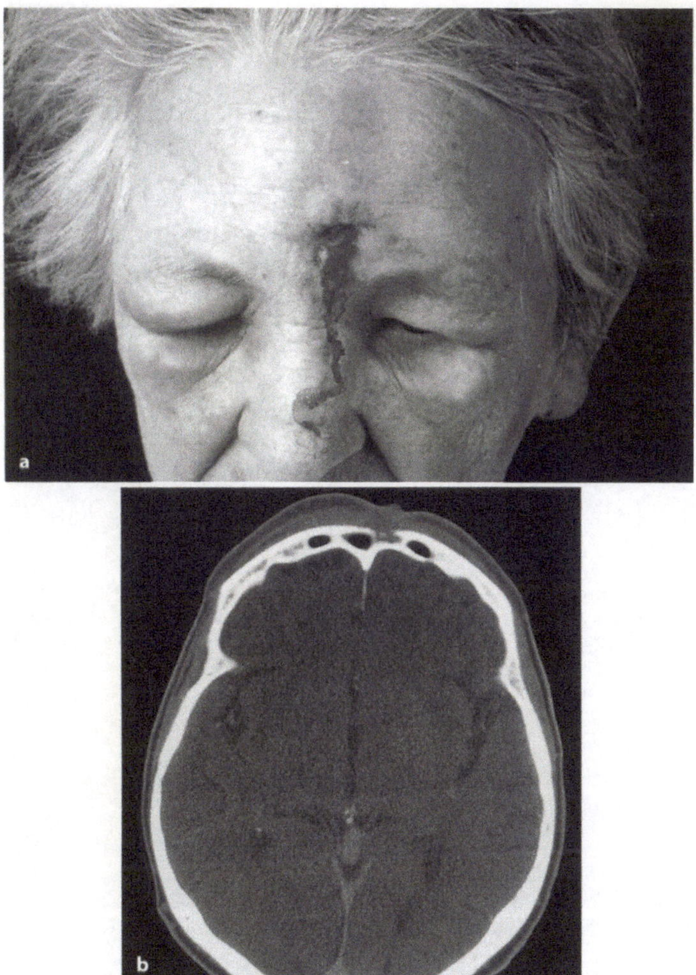

Abb. 3.6 a, b. „Pott's puffy tumor" der linken Stirnhöhle einer 69-jährigen Patientin. a Post-therapeutisches Bild nach Drainage und Jodoformstreifeneinlage; b zugehöriges CT axial

Auch die Einlage von Gentamycin in das Wundbett wird empfohlen [45].

Entstehen bei kombiniertem endonasalem und externem Zugang zur Stirnhöhle größere knöcherne Defekte, so sollten diese erst nach Abheilung rekonstruiert werden.

Differentialdiagnostisch muss bei der Osteomyelitis immer auch an Malignome gedacht werden, die die Stirnhöhlenvorderwand durchbrechen und Anlass zu sekundären Sinusitiden geben.

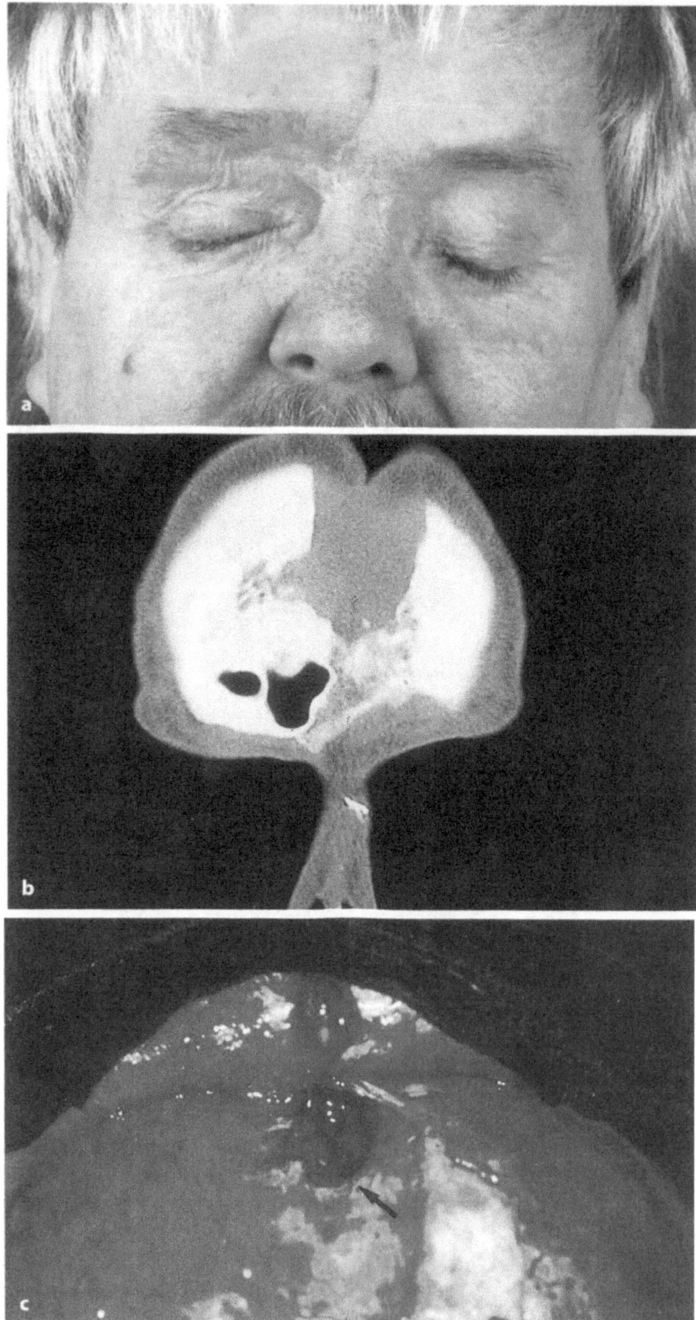

Abb. 3.7 a – c. Chronische Stirnbeinosteomyelitis. **a** 47-jähriger Patient nach mehrfachen Voroperationen; **b** zugehöriges CT koronar; **c** intraoperativer Befund mit Blick in die Stirnhöhle nach Entfernung der Knochensequester (*Pfeil*)

3.6.2
Osteitis und Osteomyelitis der Maxilla, des Siebbeindaches und des Keilbeines

Jede bakterielle Entzündung kann prinzipiell mit einer Periostitis bzw. Osteitis der Siebbeinlamellen einhergehen. Bleiben nach operativer Sanierung einer Sinusitis ethmoidalis schmierige Beläge und eitrige Sekretion lange bestehen und verschlechtert sich vor allem der Allgemeinzustand des Patienten wieder, ist an eine solche Komplikation zu denken, die wiederum auch mit intrakraniellen Komplikationen einhergehen kann. Wie im Siebbeinbereich kann es auch in der Keilbeinhöhle und deren Umgebung zum Übergreifen der Infektion auf die knöcherne Umgebung kommen. Von hier kann sich eine Osteomyelitis über den Keilbeinkörper bis zu den Pyramidenspitzen auf die gesamte Schädelbasis ausbreiten. Klinisch erkennt man ggf. Knochensequester und weißlich veränderten, teils weichen Knochen [66]. Die Diagnose kann neben MRT und CT durch ein Szintigramm erhärtet werden. Da im Bereich der Schädelbasis oft kein großzügiges Entfernen von Knochen möglich ist, besteht die Therapie der Wahl vor allem in der langdauernden Gabe von gut in den Knochen diffundierenden Antibiotika.

Bei ausgeprägten Fällen ist wie bei der Osteitis externa maligna über den Einsatz einer hyperbaren Sauerstofftherapie nachzudenken.

Die Ursache der Osteomyelitis des Oberkiefers ist fast immer dentogen und häufig im Kindesalter anzutreffen. Bedingt durch den dann geringen Pneumatisationsgrad der Kieferhöhle können Entzündungen direkt auf die Maxilla und das Os zygomaticum übergreifen. Weitere Ausbreitungen in die umgebenden Weichteile, die Orbita, den Parapharyngealraum sowie sogar die Ausbildung von Hirnabszessen werden berichtet [66]. Häufig können anaerobe Keime isoliert werden oder es findet sich eine Fistel zum Mundvorhof. Die Therapie besteht in der Gabe von Antibiotika, die ggf. über einen längeren Zeitraum verabreicht werden müssen.

3.7
Mukozelen der Nasennebenhöhlen und deren Therapie

Mukozelen der Nasennebenhöhlen sind chronische, expandierende Prozesse, die mit sterilem Schleim und abgestoßenen Epithelien gefüllt sind.

Durch Behinderung des Schleimhautabflusses kommt es dabei zu einer zunehmenden Akkumulation und Retention des Schleims, der zu einer Ausdünnung und Zerstörung einer oder mehrerer Nasennebenhöhlenwände führen kann.

Infiziert sich die Mukozele, so spricht man von einer Pyozele [29].

Mukozelen treten am häufigsten in der Stirnhöhle und seltener im Siebbeinzellsystem und in der Kiefer- und Keilbeinhöhle auf. Ursächlich dafür sind meistens narbige Verschlüsse der Ausführungsgänge bzw. der Nasenbeinhöhlenostien, die posttraumatisch oder iatrogen nach vorausgegangenen Operationen auftreten. Seltener können chronisch-entzündliche Prozesse, eine Polyposis, gutartige Tumoren wie Osteome und eine fibröse Dysplasie oder metastatisch maligne Tumoren das Infundibulum verlegen und zu einer Mukozelenbildung führen. In einer Reihe von Fällen bleibt die Genese jedoch unklar. Es werden Störungen des Sekrettransportes, pathologische Pneumatisationsvorgänge und ein untypisches Wachstum der Schleimhaut durch verstärkte Knochenresorption infolge erhöhter Aktivität der Fibroblasten mit vermehrter Bildung von Prostaglandinen und Leukotrienen als Ursachen diskutiert [43].

3.7.1
Frontoethmoidale Mukozelen

Mukozelen der Stirnhöhle wurden erstmalig 1725 von Dezeimeris beschrieben [7]. Langenbeck erläuterte 1818 die klinischen Beschwerden und Symptome der Mukozelen, die er Hydatide nannte [39]. Rollet war es, der erstmals den Namen Mukozele verwendet hat, um diese Veränderungen zu beschreiben [54].

Histopathologisch ist eine Mukozele eine zystische Kavität mit mukoperiostalen Wänden, die wiederum mit kuboidem respiratorischem Epithel ausgekleidet sind, das chronische entzündliche Veränderungen aufweist [48].

Hinter dem häufig synonym verwendeten Begriff Schleimhautretentionszyste steht ein anderer Ursprung und eine andere Pathogenese. Eine Schleimhautretentionszyste entsteht nach Obstruktion und Dilatation einer tubuloazinären Drüse.

Diese Zysten sind häufig als Zufallsbefund in einer Nasennebenhöhlenröntgenaufnahme zu finden, wo sie als gut abgrenzbare rundliche Verschattung im Bereich des Kieferhöhlenbodens imponieren. Sind sie asymptomatisch, bedürfen sie auch keiner Therapie.

Die Beschwerden der Patienten mit einer Mukozele der Stirnhöhle variieren und sind abhängig von Lokalisation und Wachstumsverhalten der Mukozele. Wenn die Mukozele die Stirnhöhlengrenzen nicht überschreitet, sind frontale Zephalgien und ein wechselndes Druckgefühl über der Raumforderung die häufigsten Beschwerden. Infiziert sich der Mukozeleninhalt, dann treten lokale wie systemische Entzündungszeichen auf. Durch die kontinuierliche Schleimsekretion kommt es zu einer Zunahme des Druckes, der zu einer Osteolyse und Devaskularisation des Knochens führt. Darüber hinaus scheinen osteolytische Mediatoren in der Mukozele für die aggressive Natur der Mukozelen verantwortlich zu sein [43]. Mukozelen der Stirnhöhle können nach unten in die Orbita, die angrenzenden Nasennebenhöhlen und die Nasenhöhle, nach hinten in die vordere Schädelgrube und nach vorne in die Weichteile der Stirn und in die Oberlidregion expandieren.

Kommt es durch die Destruktion des Orbitadaches zu einem intraorbitalen Wachstum, treten Doppelbilder, ein Exophthalmus und Bulbusmotilitätsstörungen auf.

Während Schädigungen des Sehnervs häufiger bei Mukozelen der Keilbeinhöhle und des hinteren Siebbeinzellsystems vorkommen, sind Visusverluste bei Mukozelen der Stirnhöhle und des vorderen Siebbeins sehr selten. Als Ursachen

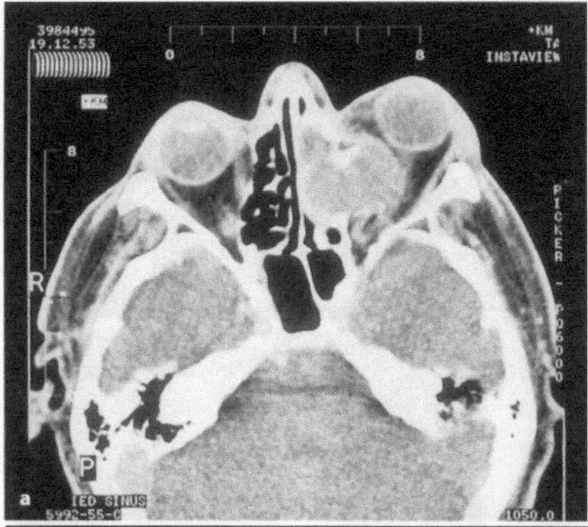

Abb. 3.8 a, b.
Mukozele des frontoethmoidalen Überganges links mit Ausbreitung in die Orbita.
a CT axial; b intraoperativer Zugang von endonasal; Darstellung von Periorbita (*O*), Septum (*S*), Zugang zur Stirnhöhle (*Pfeil*)

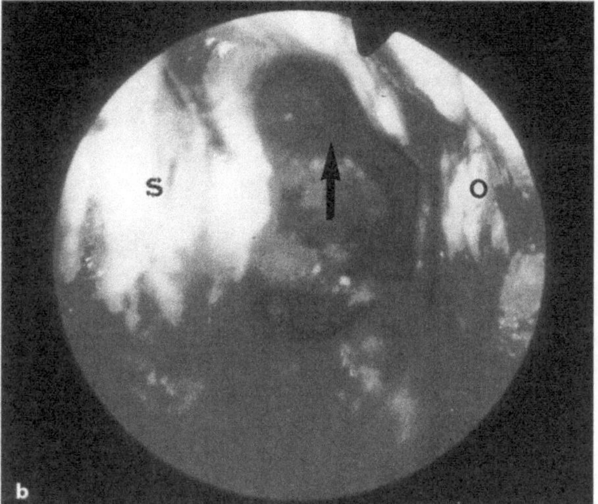

hierfür werden die Kompression des Sehnervs mit Schädigung der Blutgefäße und die Ausbreitung der Infektion mit einer Neuritis des N. opticus angesehen. Die Prognose des Sehvermögens ist abhängig von der Dauer der Schädigung [17].

Bei Destruktion der Stirnhöhlenhinterwand kommt es zu einer direkten Verbindung der Mukozele mit dem Epiduralraum. Zwar ist die Dura resistent gegenüber dem Mukozelendruck und einer eventuellen Infektion, jedoch kann es in sehr seltenen Fällen auch zu einem intraduralen Wachstum mit schwerwiegenden Komplikationen wie Liquorfluss, Meningoenzephalitis und Pneumozephalus kommen [37].

Die Computertomographie (CT) der Nasennebenhöhlen ist die Untersuchungsmethode der ersten Wahl. Durch dreidimensionale Rekonstruktionen

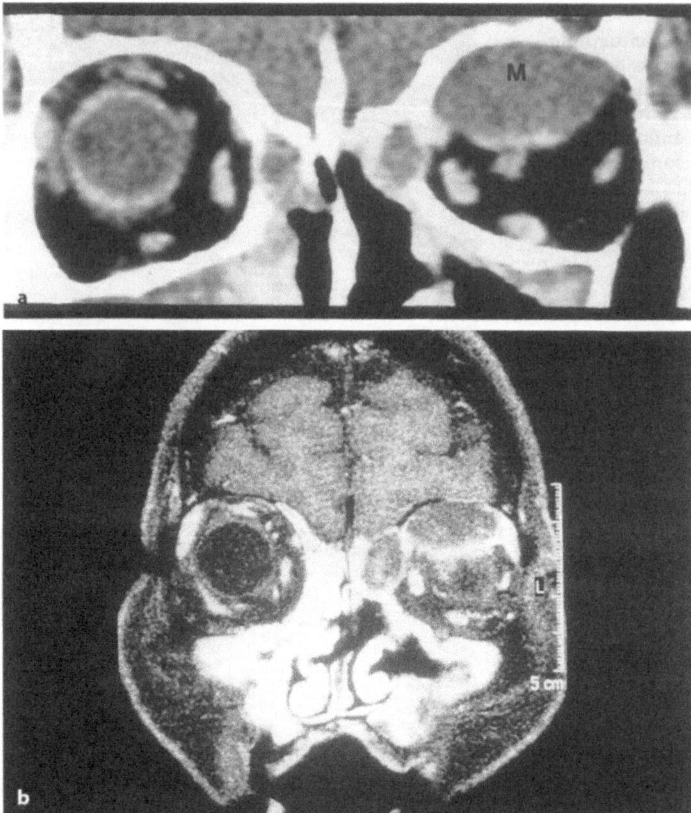

Abb. 3.9 a, b. Mukopyozele (*M*), ausgehend vom Sinus frontalis links mit Beteiligung des Siebbeins und Orbita. **a** CT koronar; **b** zusätzlich angefertigtes MRT koronar

können die Lokalisation und das Ausmaß der Mukozele exakt bestimmt und eventuelle Knochenarrosionen diagnostiziert werden (Abb. 3.8 a und Abb. 3.9 a). Darüber hinaus bekommt der Operateur wichtige Informationen über die individuelle Anatomie der Stirnhöhle und der sonstigen Nasennebenhöhlen, eine wichtige Voraussetzung zur Planung der operativen Intervention. Die Kernspintomographie (MRT) ist sehr hilfreich bei der Differenzierung der Mukozelen von Meningoenzephalozelen und Tumoren sowie bei der Abgrenzung der Mukozelen von Weichteilstrukturen bei intrakraniellem oder intraorbitalem Wachstum (s. Abb. 3.9 b).

Die chirurgische Intervention stellt die einzige therapeutische Möglichkeit dar. Die Wahl des adäquaten operativen Zugangs ist abhängig von der Lokalisation und Ausdehnung der Mukozele. Darüber hinaus spielen die individuelle Anatomie einschließlich der Veränderungen durch vorausgegangene Operationen sowie die Sicherstellung einer gründlichen und langfristigen Nachkontrolle und Nachpflege des Patienten eine sehr wichtige Rolle zur Vermeidung eines Rezidivs.

Die meisten Mukozelen entstehen nach unseren Erfahrungen im medialen Bereich der Stirnhöhle.

Ursachen dafür sind in den meisten Fällen vorausgegangene endonasale oder extranasale Stirnhöhlenoperationen sowie eine ausgeprägte Polyposis nasi, die zu einer Vernarbung oder Obstruktion des Ductus nasofrontalis bzw. des Recessus frontalis führen.

In diesen Fällen stellt die endonasale, endoskopisch und mikroskopisch gestützte Marsupialisation der Mukozele in die Nase das Verfahren der Wahl dar (s. Abb. 3.8 und Abb. 3.9).

Dabei werden die normale Mukosa und eventuell die noch vorhandenen knöchernen Begrenzungen des Stirnhöhleninfundibulums weitgehend geschont [31]. Der Eingriff ist für den Patienten wenig belastend und die Komplikationsrate gering [36, 70]. Durch die erhöhte Präzision und Sicherheit der zur Verfügung stehenden optischen Hilfsmittel kann der Lokalbefund postoperativ im Siebbein und auch in der Stirnhöhle problemlos endoskopisch kontrolliert werden [6, 30].

Kann über einen endonasalen Zugang die Mukozele der Stirnhöhle nicht erreicht und eine dauerhafte Drainage nicht gewährleistet werden, so ist ein extranasales, transfaziales Vorgehen indiziert.

Wichtige Ziele der operativen Therapie sollten dabei sein:
- Die sichere Sanierung der Stirnhöhlenmukozele mit eventueller Behandlung intrakranieller und intraorbitaler Komplikationen.
- Die Drainage der Mukozele zur Nase entweder durch Erhaltung oder Erweiterung des natürlichen Stirnhöhleninfundibulums oder aber die komplette Entfernung der Mukozele und der Stirnhöhlenschleimhaut und der sichere Verschluss des Infundibulum frontale.
- Die Erhaltung oder Rekonstruktion der Stirnhöhlenvorderwand zur Protektion des Frontalhirns und Wiederherstellung der Stirnkontur.

Nach der osteoplastischen Eröffnung der Stirnhöhle ist das weitere Vorgehen von der individuellen Anatomie sowie von der Anamnese und der gesamten Pathologie der Nasen- und Nasenebenhöhlenschleimhaut abhängig.

Bei insgesamt kleiner Stirnhöhle, leerer Anamnese und sonstigen unauffälligen Schleimhautverhältnissen führen wir eine Drainage der Mukozele in die Nase im Sinne einer Mediandrainage durch. Dabei wird die Schleimhaut im Bereich der Hinterwand der Stirnhöhle und des Infundibulums so weit als möglich nicht verletzt, um eine Stenosierung durch zirkuläre Narbenbildung zu vermeiden.

Bei weit lateral und hinter einem engen Recessus lokalisierten invasiven Mukozelen und vorausgegangenen Operationen der Stirnhöhle von außen (nach Jansen-Ritter oder Lynch) sowie bei Rezidivoperationen bei Patienten mit prädisponierenden Faktoren wie Analgetikaintoleranz ist die Gefahr einer Rezidivmukozele deutlich erhöht [58].

In diesen Fällen hat sich bei uns die Obliteration der Stirnhöhle bewährt.

Der Erfolg der Obliteration ist abhängig von der sorgfältigen Entfernung der Schleimhaut, dem permanenten Verschluss des Ductus nasofrontalis und der Wahl des adäquaten Obliterationsmaterials.

Eine komplette Entfernung der Schleimhaut ist nicht durch ein alleiniges Ablösen der Schleimhaut möglich, da diese in die Vertiefungen und Spalten des Knochens gewachsen sein kann [14].

Die innere Knochenschicht sollte deshalb immer zusätzlich mit der Fräse abgeschliffen werden.

Zur sicheren Entfernung der Schleimhaut von der Dura und der Periorbita ist das Mikroskop unersetzbar. Der Verschluss des Ductus nasofrontalis soll eine aszendierende Infektion der Stirnhöhle sowie ein Abgleiten des transplantierten Materials in die Nase verhindern. Darüber hinaus wird ein Hochwachsen von Nasenschleimhaut Richtung Stirnhöhle verhindert. Ein ideales Obliterationsmaterial gibt es bisher nicht. Das am häufigsten für die Obliteration verwendete Fett wird unterschiedlich stark nekrotisch, resorbiert und bindegewebig umgebaut [64, 70].

Sind große Teile der Stirnhöhlenhinterwand destruiert, mit großer epiduraler Ausdehnung der Mukozele, oder liegen intrakranielle Komplikationen vor, führen wir eine Kranialisation der Stirnhöhle durch komplette Wegnahme der Hinterwand durch. In diesen Fällen ist eine Zusammenarbeit mit dem Neurochirurgen und eventuell zusätzlich ein osteoplastischer Zugang über eine frontale Kraniotomie erforderlich [12].

Gelegentlich ist es auch erforderlich, die Stirnhöhlenhinterwand teilweise oder ganz im Rahmen einer geplanten Obliteration zu entfernen. Nur so ist es möglich, die Hirnhaut zu retrahieren, um die Schleimhaut aus bis zum kleinen Keilbeinflügel reichenden Buchten vollständig zu entfernen.

Nach der Entfernung der Stirnhöhlenhinterwand entsteht ein extraduraler Totraum, der durch die Expansion des Frontalhirns innerhalb von Wochen bis Monaten obliteriert wird.

Das Auffüllen dieses Totraumes wird bei Kindern frühestens nach 7 Tagen und deutlich schneller als bei Erwachsenen erreicht [65]. Um einen sofortigen Verschluss dieses Totraumes zu erreichen und narbige Verwachsungen zwischen Dura und Stirnhöhlenvorderwand zu vermeiden, verschließen wir nach jeder Kranialisation der Stirnhöhle den extraduralen Totraum mit Hilfe von Bauchfett. Dieses bildet eine weiche Pufferzone zwischen Dura und Stirnhöhlenvorderwand, die infolge der teilweisen Umwandlung in Narbengewebe langsam verkleinert wird. Der Zustand bzw. die Vitalität des Fettgewebes und die Expansion des Frontalhirns können postoperativ mit Hilfe einer Kernspintomographie der Nasennebenhöhlen beurteilt werden [69].

Insgesamt sind für die Beurteilung von Stirnhöhleneingriffen Langzeitbeobachtungen erforderlich, da Rezidive oder Komplikationen auch viele Jahre nach der primären chirurgischen Intervention auftreten können. Gerade bei invasiven Mukozelen der Stirnhöhle ist wegen der Gefahr von lebensbedrohlichen Komplikationen ein eventuelles Rezidiv so früh wie möglich zu behandeln.

3.7.2
Mukozelen der sphenoethmoidalen Region

Mukozelen im Bereich des mittleren und hinteren Siebbeines sowie der Keilbeinhöhle (Abb. 3.10) sind deutlich seltener als die des frontoethmoidalen Übergangs bzw. der Stirnhöhle. Differentialdiagnostisch muss an andere raumfordernde Prozesse wie z. B. angeborene oder erworbene Enzephalozelen und andere nichtneoplastische Raumforderungen wie Cholesterolgranulome oder Epidermoidzysten gedacht werden. Des Weiteren müssen auch benigne und maligne Neoplasien in Betracht gezogen werden: Meningeome, Chordome, Neurofibrome und sogar Adenome der Speicheldrüsen, Hämangioperizytome, Paragangliome und Nasenrachenfibrome.

Zu vergessen ist auch nie die durch ein Malignom induzierte Obstruktion des Ausführungsganges hervorgerufene „sekundäre" Mukozele.

Neben tumorinduzierten Mukozelen können auch Obstruktionen durch chronische Entzündungen, Polypen oder eine Veränderung der Anatomie nach Schädelhirntraumen und Vernarbung nach vorangegangenen Operationen zu Mukozelen führen [11, 35, 50].

Die so entstandenen Mukozelen führen zu einer kontinuierlichen Ausbreitung und Remodellierung des umgebenden Knochens. Weitere pathophysiologische Mechanismen, die hinter diesen Veränderungen stehen, sind druckinduzierte Osteolysen, Devaskularisation des Knochens und die Aktivität osteolytischer Enzyme [42].

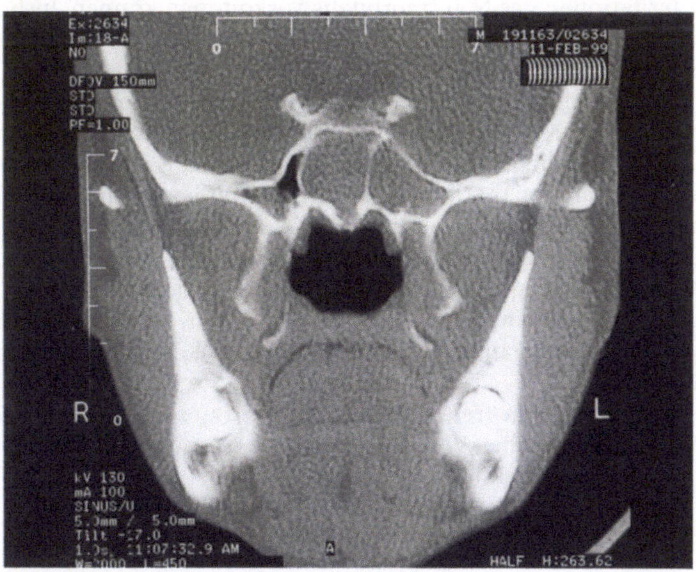

Abb. 3.10. Keilbeinhöhlenmukozele. CT koronar

Die typischen Beschwerden von Mukozelen im Bereich des sphenoethmoidalen Überganges oder des Sphenoids sind Kopf- und Gesichtsschmerz, Doppelbilder, Beeinträchtigung des Visus und ggf. ein Exophthalmus.

Kommt es zu einer bakteriellen Superinfektion des mukoserösen Inhalts der Drüsen, bildet sich eine Pyozele aus, die auf alle benachbarten Gebiete per continuitatem übergreifen kann. Hier bilden sich dann alle Symptome aus, wie man sie auch von den Komplikationen der akuten Sinusitis kennt (s. oben).

Die chirurgische Therapie von Mukozelen im Bereich des Sphenoids und des mittleren und hinteren Siebbeins ist heutzutage üblicherweise die Marsupialisation der Mukozele über einen endonasalen Zugang, endoskopisch oder mikroskopisch kontrolliert. Besonders bei intrakranieller oder orbitaler Ausdehnung einer Mukozele kann deren laterale Begrenzung mit guten funktionellen Ergebnissen intakt belassen werden, ohne dass es zu weitergehenden Komplikationen kommt. Engmaschige klinische Kontrollen sowie eine subtile Nachbehandlung müssen die postoperative Belüftung und Drainage des Nasennebenhöhlensystems gewährleisten [11, 41].

3.7.3
Mukozelen der Kieferhöhle

Die zweithäufigste Lokalisation von Mukozelen der Nasennebenhöhlen ist die Kieferhöhle. Ebenso wie bei allen anderen Mukozelen kann es zu einer Verformung und Ausdehnung in die umgebenden Regionen mit Knochenauflösung kommen, sodass von der Symptomatik her ein Exophthalmus und eine Schwellung im Bereich der Wangenschleimhaut (Abb. 3.11) oder auch nasale Obstruktion sowie Irritationen des N. infraorbitalis vorkommen können. Insbesondere bei eitriger Superinfektion kann es, wie oben schon erwähnt, zu entsprechenden fortgeleiteten Komplikationen kommen.

Neben traumatischen und tumorösen Ursachen der Kieferhöhlenmukozelen stellt insbesondere die iatrogene Genese einen wichtigen Aspekt dar. Insbesondere nach den früher häufig durchgeführten radikalen Caldwell-Luc-Operationen können sich narbige Abschottungen auch weiter lateral in den Buchten der noch vorhandenen Kieferhöhle bilden.

Die primäre Therapie dieser Veränderungen stellen, wenn möglich, Marsupialisation und Eröffnung über einen endonasalen Zugang dar.

Bei weit lateral gelegenen Mukozelen ist dies von endonasal her nicht zu erreichen, sodass ein Zugang von transoral durch das Vestibulum oris gewählt werden muss.

Ziel ist es auch hier, eine freie Drainage zur Nase zu schaffen und gleichzeitig bei sehr engen anatomischen Verhältnissen Reste der Schleimhaut vollkommen zu eradizieren, um ein Rezidiv zu verhindern.

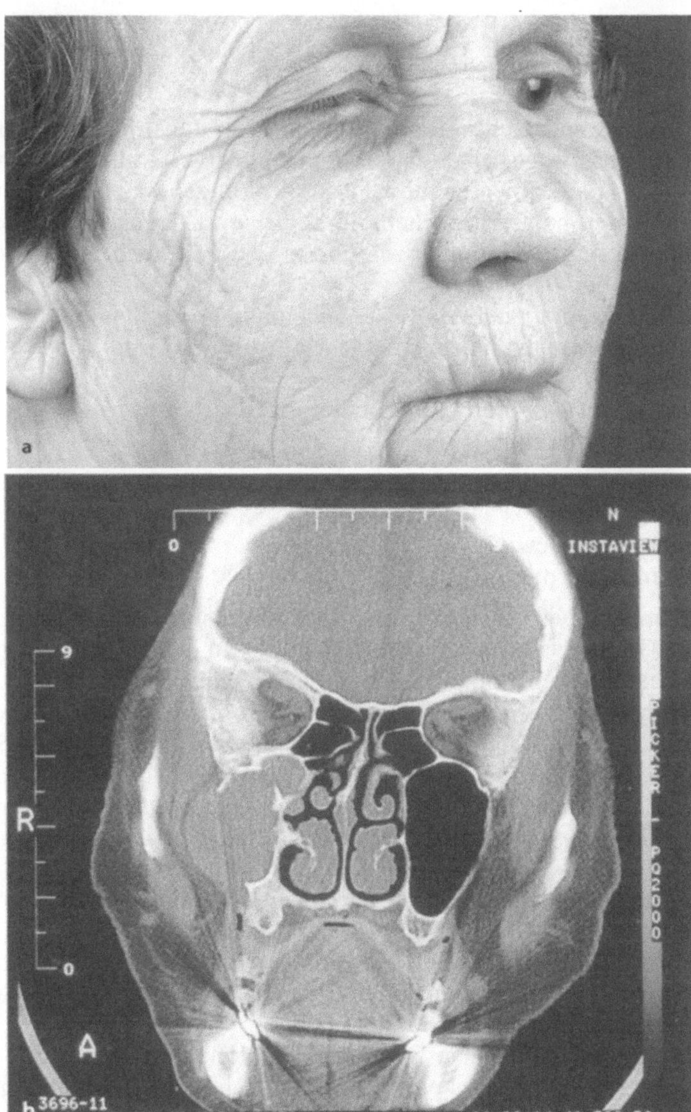

Abb. 3.11a, b. Kieferhöhlenmukozele. **a** 59-jährige Patientin mit rechtsseitiger Wangenschwellung; **b** im CT koronar: komplette Verschattung des rechten Sinus maxillaris

Eine besondere und seltene Komplikation stellt der aufgrund von Entzündungen und Mukozelenbildung entstehende Enophthalmus nach Marsupialisation dar. Durch Druckarrosion des Knochens kann der Orbitaboden vollständig fehlen. Bei Sanierung des Befundes kommt es zum Absinken und Einsinken des Orbitainhaltes. Gegebenenfalls muss dann beim Auftreten okulärer Symptome (Doppelbilder) eine Orbitabodenrekonstruktion durchgeführt werden [25, 52].

3.8
Pilzerkrankungen der Nasennebenhöhlen

Akute und invasive sowie fulminant verlaufende Pilzsinusitiden sind sehr seltene Komplikationen, die vor allem bei immunsupprimierten Patienten auftreten können. Hierzu zählen Patienten mit HIV-Erkrankungen und Diabetes mellitus, aber auch Patienten unter Radiochemotherapie sowie Transplantationspatienten [68]. Pilze kommen ubiquitär vor und sind somit auch im Nasennebenhöhlensystem zu finden.

Bei den Pilzerkrankungen der Nasennebenhöhlen werden in Abhängigkeit vom Grad der Gewebeinvasion nichtinvasive (Abb. 3.12) und invasive Formen unterschieden [71].

Nichtinvasive Formen sind die bis heute noch diskutierte allergische Pilzsinusitis sowie das Myzetom [34].

Bei den invasiven Pilzsinusitiden unterscheidet man histologisch die
- granulomatöse,
- chronisch-invasive sowie
- akut (fulminante) Form [13].

Prinzipiell kann es bei der akut-invasiven Pilzsinusitis durch Penetration in angrenzende Gebiete wie Orbita und Schädelbasis zu den gleichen Symptomen wie bei den bakteriellen Komplikationen der Sinusitis kommen. Bei der granulomatösen und chronisch-invasiven Form kann es oft mehrere Wochen bzw. Monate dauern, bis Zephalgien, Visusminderung oder neurologische Symptome, z. B. bei intrakraniellem Einbruch, auftreten.

Bei der akut-fulminanten Verlaufsform kann es zu orbitalen und intrakraniellen Komplikationen per continuitatem oder zur hämatogenen Aussaat des Pilzmaterials kommen.

Die Prognose der Erkrankung ist durchgehend schlecht und der Ausgang häufig letal.

Gelegentlich spricht man auch noch von einer intermediären Verlaufsform, die als semiinvasiv zu bezeichnen ist und einen Übergang von der saprophytären zur invasiven Verlaufsform darstellt [56].

Der klinische Verlauf der invasiven Pilzsinusitis durch verschiedene Spezies wie Aspergillus, Muko- oder Kryptokokkus unterscheidet sich wenig [68].

Die Diagnostik der Pilzsinusitis erfordert neben der endoskopischen Untersuchung gegebenenfalls mit Entnahme eines Abstrichs auf jeden Fall die computertomographische und in besonderen Fällen auch die kernspintomographische Abklärung des Nasennebenhöhlenbefundes. Letzteres ist insbesondere bei intrakranieller Beteiligung indiziert.

Die Therapie der saprophytär verlaufenden Pilzsinusitiden besteht in einer Entfernung des Pilzmyzels und der Anlage belüfteter Nasennebenhöhlen über einen endonasalen Zugang.

Jede invasive Form fordert eine umgehende, systemische, antimykotische Therapie (als Mittel der Wahl gilt Amphotericin B; [68]). Weiterhin ist auch die Kombination mit Azolderivaten oder 5-Flucytosin möglich.

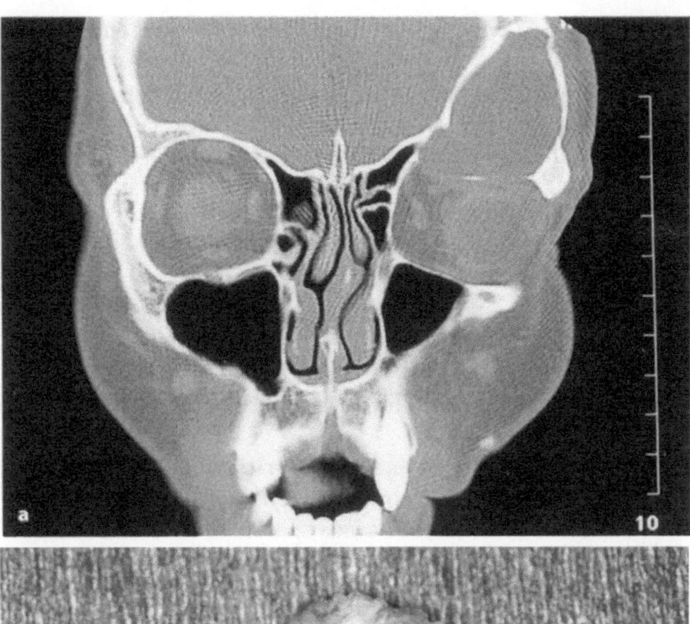

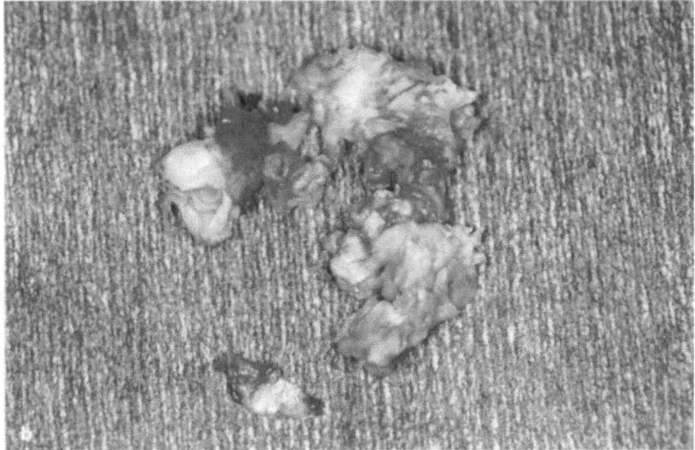

Abb. 3.12a, b. Aspergillose mit Mukozele der linken Stirnhöhle. **a** CT koronar; **b** operatives Präparat

Über das definitive Ausmaß der chirurgischen Intervention bei invasiven Pilzsinusitiden gibt es in der Literatur unterschiedliche Darstellungen. So konnten z. B. Kennedy et al. [35] nicht zeigen, dass extensive chirurgische Maßnahmen effizienter waren als nur drainierende Maßnahmen. Dagegen raten andere Autoren zu einer radikalen Sanierung der Nasennebenhöhlen bis hin zu einer Exenteratio orbitae bei Befall der orbitalen Strukturen [13].

Insgesamt sind für die Indikationsstellung zur operativen Therapie der Allgemeinzustand bzw. die Immunitätslage des Patienten essentiell.

Darüber hinaus ist es entscheidend, um welchen Subtypus der invasiven Pilzsinusitis es sich histologisch handelt und inwieweit die Invasion fortgeschritten ist. Das richtige Vorgehen wird immer nach dem vorliegenden Einzelfall zu entscheiden sein.

Hervorzuheben bleibt, dass bei immunsupprimierten Patienten mit Schmerzen im Stirn- und Gesichtsbereich sowie nasaler Sekretion und Obstruktion und nekrotischen Schleimhautulzerationen und Zeichen von orbitalen Komplikationen immer auch an das Vorliegen einer invasiven Pilzsinusitis gedacht werden muss.

3.9
Neuritis des N. opticus und Sinusitis

Die Neuritis des N. opticus ist ein klinisches Syndrom mit vielen verschiedenen Ursachen.

Zum Zeitpunkt der Erstdiagnose einer Neuritis des N. opticus kann in 33 % der Fälle bereits eine multiple Sklerose nachgewiesen werden, bei weiteren 25 % aller Patienten entwickelt sich diese daraus später.

Bei ca. 50 % aller Patienten kann auch nach langjähriger Beobachtung keine Ursache festgestellt werden. Bei wenigen Patienten kann eine große Anzahl anderer Bedingungen Ursache bzw. Auslöser der Neuritis des N. opticus sein. Hierfür kommen z. B. folgende andere Faktoren in Frage:

Retinitis, Chorioiditis, Iridozyklitis, Tuberkulose, Syphilis, sympathische Ophthalmie, Orbitaödeme und Tumoren, Nasennebenhöhlenerkrankungen, Meningitis, Enzephalomyelitis und viele andere.

Der Zusammenhang zwischen Entzündungen der Nebenhöhlen und akuter Neuritis nervi optici wurde immer wieder untersucht. Nach den bisherigen klinischen Studien und anatomischen Beobachtungen besteht immer noch keine Übereinkunft über die ätiologische Bedeutung der Sinusitis bei der Neuritis nervi optici. Von anatomischer Seite her konnte Onodi bereits 1908 und 1909 die Beziehung zwischen dem Kanal des N. opticus und den hinteren Siebbeinzellen bzw. der Keilbeinhöhle darstellen [40, 51]. Dehiszenzen in diesem Bereich wurden ebenfalls beschrieben.

Prinzipiell sind verschiedene pathogenetische- bzw. pathophysiologische Abläufe denkbar, durch die eine Sinusitis eine Neuritis nervi optici verursachen kann:

- Die direkte Ausbreitung der Nebenhöhleninfektion entweder durch Zerstörung des Knochens oder durch Kontakt des N. opticus mit feinem Eiter durch vorbestehende Dehiszenzen.
- Druckatrophie des N. opticus durch Pyozelen bzw. Mukozelen im Bereich des hinteren Ethmoids und der Keilbeinhöhle.
- Das Auftreten einer Bakteriämie durch Penetration von Bakterien durch die Nasennebenhöhlenschleimhaut in das Stroma.
- Die Induktion einer Demyelinisierung des N. opticus durch eine mögliche Antigenstimulation des Immunsystems.

Bis heute ist ein sicherer Zusammenhang zwischen der Entzündung der Nasennebenhöhlen und dem Auftreten von Beeinträchtigungen des N. opticus nicht nachgewiesen. Zwar können pathologische Befunde bei der Neuritis nervi optici in 10–20 % aller Fälle im Bereich der Nebenhöhlen nachgewiesen werden, allerdings wird die gleiche Anzahl bzw. Prävalenz von pathologischen Befunden auch bei Patienten gefunden, die an einer Uveitis oder einer multiplen Sklerose leiden.

Andererseits wird immer wieder beobachtet, dass nach Operationen der Nasennebenhöhlen eine deutliche Verbesserung des klinischen Befundes der Neuritis nervi optici beobachtet wird, auch wenn die betroffene und operierte Nasennebenhöhle keine großen Pathologien zeigt. Benedict postulierte daraufhin, dass ebenfalls die postoperativ auftretende reaktive Kongestion und Hyperämie der Nase und der Mukosa vielleicht einen therapeutischen Benefit auf die Neuritis ausüben [55].

Insgesamt muss zum gegenwärtigen Stand der Untersuchungen festgehalten werden, dass die Neuritis des N. opticus eine seltene Komplikation bei Nasennebenhöhlenentzündungen ist. Dennoch sollte in allen Fällen eines Visusverlustes und nachgewiesener Neuritis des N. opticus eine entsprechende Bildgebung sowie eine HNO-ärztliche Abklärung der Nasennebenhöhlen erfolgen, um bei vorliegenden Pathologien wie z. B. osteomyelitischen Veränderungen oder Kompressionen des N. opticus bei Mukozelen oder Pyozelen entsprechend chirurgisch eingreifen zu können.

Die Behandlungsmethode der Wahl bei der Neuritis nervi optici ist die Gabe von Kortison.

Gegebenenfalls könnte die Verbesserung nach Nasennebenhöhlenoperationen auch auf die oftmals gleichzeitig durchgeführten Kortisongaben nach bzw. während der Abheilung einer chronischen Sinusitis zurückzuführen sein.

Obwohl eine endgültige Aussage bezüglich des Zusammenhangs der Neuritis nervi optici und der pathologischen Veränderungen in den Nasennebenhöhlen nicht abzugeben ist, sollte bei entsprechender Pathologie eine operative Sanierung der Nasennebenhöhlen erwogen werden.

Literatur

1. Albegger K (1992) Unspezifische Entzündungen der Nasennebenhöhlen. In: Naumann HH, Helms J, Herberhold C, Kastenbauer E (Hrsg) Oto-Rhino-Laryngologie in Klinik und Praxis, Bd 2: Nase, Nasennebenhöhlen, Gesicht, Mundhöhle und Pharynx, Kopfspeicheldrüsen. Thieme, Stuttgart New York, S. 216–227
2. Anderson RL, Edwards JJ (1980) Bilateral visual loss after blepharoplasty. Ann Plast Surg 5: 288–292
3. Antila J, Suonpää J, Lehtonen O (1997) Bacteriological evaluation of 194 adult patients with acute frontal sinusitis and findings of simultaneous maxillary sinusitis. Acta Otolaryngol Suppl (Stockh) 529: 162
4. Avery LB (1953) The sense organs. In: Schaefer JP (ed) Morris human anatomy. Blakiston, New York, p 1152–1153
5. Becker W, Naumann HH, Pfaltz CR (1989) HNO-Heilkunde, 4. Aufl. Thieme, Stuttgart New York
6. Benninger MS, Marks S, (1995) The endoscopic management of sphenoid and ethmoid mucoceles with orbital and intranasal extension. Rhinology 33: 157–161
7. Berthon E (1880) Essai sur les abces et hydropsies des sinus frontaux. Thesis, Paris

8. Chandler JR, Langbrunner DJ, Stevens ER (1970) The pathogenesis of orbital complications in acute sinusitis. Laryngoscope 80: 1414–1428

9. Clary R, Eavyr R, Weber AL, Oot RF (1988) Orbital cellulitis with abscess formation caused by sinusitis. Ann Otol Rhinol Laryngol 97: 211–212

10. Clayman GL, Adams GL, Paugh DR et al. (1991) Intracranial complications of paranasal sinusitis: a combined institutional review. Laryngoscope 101: 234–239

11. Daniilidis J, Nkolaou A, Knodopoulos V (1992) An unusual case of sphenoid sinus mucocele with severe intracranial extension. Rhinology 31: 131–137

12. Denneny JC, Davidson WD (1987) Combined otolaryngological and neurosurgical approach in treating sinus fractures. Laryngoscope 97: 633–637

13. DeShazo RD, Chapin K, Swain RE (1997) Fungal sinusitis. N Engl J Med 337: 254–259

14. Donald PJ (1979) The tenacity of the frontal sinus mucosa. Otolaryngol Head Neck Surg 87: 557–566

15. Fearon B, Edmonds B, Bird R (1979) Orbital facial complications of sinusitis in children. Laryngoscope 89: 947–953

16. Flamm ES (1992) Percivall Pott: an 18th century neurosurgeon. J Neurosurg 76: 319–326

17. Fujitani T, Takahashi T, Asai T (1984) Optic nerve disturbance caused by frontal and fronto-ethmoidal mucopyoceles. Arch Otolaryngol 110: 267–269

18. Gallagher RM, Groß CW, Philips D (1989) Suppurativ intracranial complications of sinusitis. Laryngoscope 108: 1635

19. Giannoni CA, Sulek M, Friedmann EM (1998) Intracranial complications of sinusitis. Laryngoscope 107: 863

20. Gilbert DN, Moellering RC, Sande MA (1999) The Sanford guide to antimicrobial therapy. Hyde Park VT (ed) Antimicrobial therapy

21. Goldberg AN, Oroszlan G, Anderson TD (2001) Complications of frontal sinusitis and their management. Otolaryngol Clin North Am 34: 211–225

22. Goodwin WJ (1985) Orbital complications of ethmoiditis. Otolaryng Clin North Am 18: 139–147

23. Guillen A, Brell M, Cardona E, Claramunt E, Costa JM (2001) Pott's puffy tumour: still not an eradicated entitiy. Childs Nerv Syst 17: 359–362

24. Grundmann T, Weerda H (1997) Orbitale und endocranielle Komplikationen akuter Sinusitiden im Kindesalter – Stand der endoskopischen NNH Chirurgie anhand von Fallbeispielen. Laryngo Rhino Otol 76: 534–539

25. Har-El G, Balwally AN, Lucente FE (1997) Sinus mucoceles: is marsupialisation enough? Otolaryngol Head Neck Surg 117: 633–640

26. Harrison HC (1989) Orbital cellulitis with abscess formation caused by sinusitis. Ann Otol Rhinol Laryngol 98: 322

27. Hawkins DB, Clarc RW (1977) Orbital involvement in acute sinusitis. Lessons from 24 childhood patients. Clin Paediat Phila 16: 464–471

28. Hayes EJ, Weber AL (1987) Chronic sinus disease: a rare cause of enopthalmus. Ann Otol Rhinol Laryngol 96: 351–353

29. Howarth WG (1921) Mucocele and pyocele of the nasal accessory sinuses. Lancet 2: 744–746

30. Hosemann W, Leuwer A, Wigand ME (1992) Die endonasale, endoskopisch kontrollierte Stirnhöhlenoperation bei Mukopyozelen und Empyemen. Laryngo Rhino Otol 71: 181–186

31. Iro H, Hosemann W (1993) Minimally invasive surgery in otorhinolaryngology. Eur Arch Oto Rhino Laryngol 250: 1–10

32. Jackson K, Baker SR (1986) Clinical implications of orbital cellulitis. Laryngoscope 96: 568

33. Kastenbauer E (1992) Komplikationen der Entzündungen der Nasennebenhöhlen und des Oberkiefers. In: Naumann HH, Helms J, Herberhold C, Kastenbauer E (Hrsg) Oto-Rhino-Laryngologie in Klinik und Praxis, Bd 2: Nase, Nasennebenhöhlen, Gesicht, Mundhöhle und Pharynx, Kopfspeicheldrüsen. Thieme, Stuttgart New York, S 234–246

34. Katzenstein AL, Sale SR, Greenburger PA (1983) Allergic apergillus sinusitis: a newly recognized form of sinusitis. J Allergy Clin Immunol 72: 89–93

35. Kennedy CA, Adams GL, Neglia JP, Giebink GS (1997) Impact of surgical treatment on paranasal fungal infections in bone marrow transplant patients. Otolaryngol Head Neck Surg 116: 610–616

36. Kennedy DW, Josephson JS, Zinreich J, Mattox DE, Goldsmith MM (1989) Endoscopic sinus surgery for mucoceles: a viable alternative. Laryngoscope 99: 885–895

37. Koike Y, Tokoro K, Chiba Y, Susuki S, Murai M, Ito H (1996) Intracranial extension of paranasal sinus mucocele: two case reports. Surg Neurol 45: 44–48
38. Lang J (1988) Über die Cellulae ethmoidales posteriores und ihre Beziehungen zum Canalis opticus. HNO 36: 49–53
39. Langenbeck CJM (1818) Neue Bibliothek für die Chirurgie und Ophthalmologie. Hahn, Hannover
40. Loeb H (1909) A study of the anatomic relations of the optic nerve to the accessory cavities of the nose. Ann Otol Rhinol Laryngol 68: 154–165
41. Loehrl TA, Leopold DA (2000) Sphenoethmoidal mucocele presenting with bilateral visual compromise. Ann Otol Rhinol Laryngol 109: 608–610
42. Lund VJ, Wilson H, Meghji S, Harris M (1988) Prostaglandin synthesis in the pathogenesis of fronto-ethmoidal mucoceles. Acta Otolaryngol (Stockh) 106: 145–151
43. Lund VJ, Hederson B, Song Y (1993) Involvement of cytokines and vascular adhesion receptors in the pathology of frontal ethmoidal mucoceles. Acta Otolaryngol (Stockh.) 113: 540–546
44. Lusk R (1992) Pediatric sinusitis. Raven, New York
45. Maheshwar AA, Harris DA, Al-Mokhthar N, Evans RA (2001) Potts puffy tumour: an unusual presentation and management. J Laryngol Otol 115: 497–499
46. Maniglia AJ, Goodwin WJ, Arnodl JS, Ganz E (1989) Intracranial abscesses secondary to nasal, sinus, and orbital infections in adults and children. Arch Otolaryngol 115: 1424–1429
47. Marianowski R, Forcioli J, Bouhnik M, Ait Amer JL, Brunelle F Manach Y (2001) Intracranial complications of ethmoiditis evidenced by MRI. Ann Otol Rhinol Laryngol 110: 592–595
48. McHenry LC, Sullivan JF, Ryan HJ, Miller D (1960) Mucocele of sphenoid sinus. A benign lesion simulating a malignant process. N Engl J Med 262: 549–551
49. Messerklinger W (1987) Die Rolle der lateralen Nasenwand in der Pathogenese, Diagnose und Therapie der rezidivierenden und chronischen Rhinosinusitis. Laryngol Rhinol Otol 66: 239–299
50. Moriyama H, Hesaka T, Honda Y (1992) Mucoceles of ethmoid and sphenoid sinus with visual disturbance. Arch Otolaryngol Head Neck Surg 118: 142–146
51. Onodi A (1908) The optic nerve and the accessory cavities of teh nose. Ann Otol Rhinol Laryngol 7: 1–10
52. Raghavan U, Downes R, Jones NS (2001) Spontaneous resolution of eyeball displacement caused by maxillary sinusitis. Br J Ophthalmol 85: 118
53. Rochels R (1987) Echographische Diagnostik bei orbitalen Komplikationen entzündlicher Nebenhöhlenerkrankungen. Laryngol Rhinol Otol 66: 536–538
54. Rollet M (1896) Mucocele de l'angle superointerne des orbites. Lyon Med 81: 573–576
55. Rothstein J; Maisel RH, Berlinger NT, Wirtschafter JD (1984) Relationship of optic neuritis to disease of the paranasal sinuses. Laryngoscope 94: 1501–1508
56. Rowe-Jones J (1993) Paranasal aspergillosis – a spectrum of disease. J Laryngol Otol 107: 773–774
57. Samad I, Riding K (1991) Orbital complications of ethmoiditis: B. C. Childrens hospital experience, 1982–1989. J Otolaryngol 20: 400–403
58. Schaefer SD, Close LG (1990) Endoscopic management of frontal disease. Laryngoscope 100: 155–160
59. Schramm VJ Jr, Meyers EN, Kennerdell JS (1978) Orbital complications of acute sinusitis: evaluation, management, and outcome. ORL J Otolaryngol Relat Spec 86: 221–230
60. Schramm VL, Curtin HD, Kennerdell JS (1982) Evaluation of orbital cellulitis and results of treatment. Laryngoscope 92: 732
61. Schroeder KA, Mc Keever PE, Shaberg DR et al. (1987) Effect of dexamethasone on experimental brain abscess. J Neurosurg 66: 264
62. Shah P, Mishriki YY (1999) The puffy periorbital protrusion. Postgrad Med 105: 45–46
63. Singh B, Dallan van J, Ramjettan S et al. (1995) Sinogenic intracranial complications. Laryngol Otol 109: 945
64. Smahel J (1989) Experimental implantation of adipose tissue fragments. Br J Plast Surg 42: 207–211
65. Spinelli HM, Irizarry D, McCarthy JG, Cutting CB, Noz ME (1994) An Analysis of extradural dead space after fronto-orbital surgery. Plast Reconstr Surg 93: 1372–1377

66. Stammberger H (1993) Komplikationen entzündlicher Nasennebenhöhlenerkrankungen einschließlich iatrogen bedingter Komplikationen. Eur Arch Oto-Rhino-Laryngol Suppl I: 62–95
67. Stankiewitz JS, Newell DJ, Park AH (1993) Complications of inflammatory diseases of the sinuses. Otolaryngol Clin North Am 26: 63
68. Walther LE, Sens A, Ebhardt H, Gudziol H (2001) Die akute invasive und fulminant verlaufende Pilzsinusitis bei immunsupprimierten Patienten. Laryngo Rhino Otol 80: 394–399
69. Weber R, Kahle G, Constantinidis J, Draf W, Keerl R (1995) Zum Verhalten des Fettgewebes in der obliterierten Stirnhöhle. Laryngo Rhino Otol 74: 423–427
70. Wigand ME, Hosemann W (1991) Endoscopic surgery for frontal sinusitis and its complications. Am J Rhinology 5: 85–89
71. Zapate E, Armengot M, Campos A, Montalt J, Pedro F, Basterra J (1996) Invasive fungal sinusitis in immunosuppressed patients. Report of three cases. Acta Otorhinolaryngol (Belg) 50: 137–142

Kapitel 4

Das Ohrpassstück – nur ein Bindeglied zwischen Hörgerät und Trommelfell?

4

Kriterien, nach denen eine Otoplastik beurteilt werden kann

H. Pawlata und B. Kubicke

4.1
Einleitung

Die rasanten Entwicklungssprünge der digitalen Hörgerätetechnologie lassen vergessen, dass es zwischen Hightech und Trommelfell noch etwas Wesentliches gibt: Ein individuell nach Maß gefertigtes Teil mit vielfältigen Aufgaben – die Otoplastik, als Ohrpassstück für das Gerät hinter dem Ohr und als Schale für das Im-Ohr-Gerät.

HNO-Ärzte und -Akustiker haben meist ein besseres Verständnis für Technik und Funktion eines Hörgerätes als ein Bewusstsein für Funktion, Komfort und Ästhetik einer Otoplastik. Dabei wird übersehen, dass jede noch so hoch entwickelte Hörgerätetechnologie für den Patienten nur so nutzbringend sein kann, wie es das Ohrpassstück zulässt – oder anders, die beste Elektronik hilft dem Patienten wenig, wenn Hörgerät und Otoplastik nicht einander angepasst und aufeinander abgestimmt sind. Somit sollte der Begriff „Hörgerät" eigentlich überholt sein und durch die Bezeichnung „Hörsystem" ersetzt werden.

Zur Eröffnung der Akademie für Hörgeräteakustiker am WIFI Tirol.

HNO Praxis heute 22
E. Biesinger, H. Iro (Hrsg.)
© Springer-Verlag Berlin Heidelberg 2002

Aufgabe des HNO-Arztes ist es, an einem Hörgeräteträger sowohl die Effizienz seines Gerätes als auch die der Otoplastik zu beurteilen und deren Bauart in Beziehung zum Hörverlust zu setzen.

Was sind die Beurteilungskriterien?

4.2
Aufgaben des Ohrpassstückes

- Komfortable, ästhetische Befestigung und Abstützung des Hörgerätes
- Akustische Übertragung vom Hörgerät zum Trommelfell

4.2.1
Befestigung und Abstützung

Eine maßgefertigte Otoplastik soll sich Concha und Gehörgang derart anpassen, dass sie zusätzlich zu ihrem Eigengewicht auch noch der Hörgerätelektronik in HdO- und IdO-Geräten Halt geben kann.

Vier kleine anatomische Flächen sind es, an denen sich das Passstück festhält (Abb. 4.1):

- Der Tragus und der Gehörgangseingang mit seiner ersten Krümmung als *„Haltgebungsteil"*
- sowie die Region des Antitragus und Anthelix als *„Abstützungsteil"*.

Schlaffe Ohrmuschelhaut und weiche Knorpelstrukturen sind oft die Ursache, dass eine Otoplastik dennoch nicht genügend Halt und Abstützung findet.

Es kann deshalb notwendig werden, dem System einen zusätzlichen *Verankerungspunkt* in der Cymba hinzufügen. Der Hörgeräteakustiker nennt diesen Verankerungsteil *„Kralle"*.

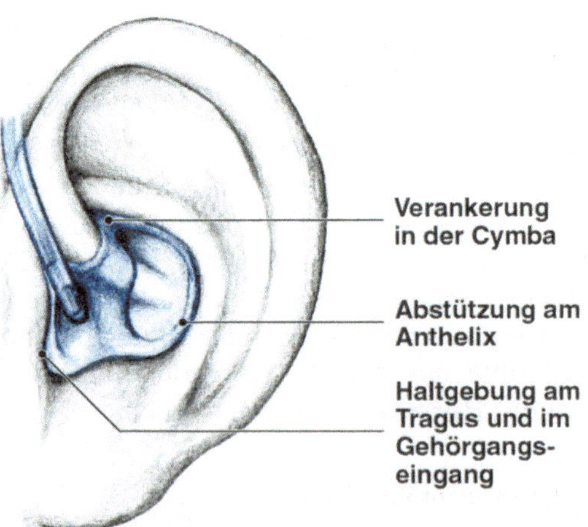

Abb. 4.1.
Ringotoplastik mit Haltgebungs-, Abstützungs- und Verankerungspunkten

Daraus ergibt sich dann die bekannte ring- oder flächenförmige Otoplastik, die auch einem großen HdO-Gerät an einer weichen, nicht ausgeprägt strukturierten Ohrmuschel sicheren Halt geben kann.

Die Im-Ohr-Schale, zugleich Hörgerätgehäuse, ist nur durch die Gehörgangskrümmung und den Tragus fixiert. Die Bauweise der Im-Ohr-Schalen hat längst bewiesen, dass allein diese beiden Strukturen ausreichen, um dem Gerät guten Sitz und gute Abdichtung zu geben.

4.2.1.1
Beurteilungskriterien zur Befestigung der Otoplastik

Ein guter Sitz der Otoplastik ist entscheidend für den Tragekomfort eines Hörgerätes. Er ist eine der Grundlagen für dessen Akzeptanz.

Der häufigste Otoplastiktyp ist heute immer noch die *Ring- und Reifenform* mit Verankerung in Cymba und Abstützung im Anthelixbereich.

Besonders die in der Cymba liegende „Kralle" verursacht nicht nur häufig Druckstellen an der Haut. Ungeschickten Hörgeträttträgern gelingt es oft nicht, die Verankerung auch wirklich in die Cymba zu platzieren. Stattdessen liegt sie dann am Crus anthelicis und kann hier Druckusuren hervorrufen (Abb. 4.2).

Die Ringform sollte wirklich nur dann gewählt werden, wenn bei weichen, wenig strukturierten Ohrmuscheln zu erwarten ist, dass die Otoplastik zu wenig Halt finden könnte. In allen anderen Fällen ist eine sog. *Kurzspange*, die sich nur am Anthelix abstützt, vorzuziehen (Abb. 4.3).

Zudem lassen sich diese Passstücke leichter und sicherer einsetzen. Sie erfüllen auch besser ästhetische Ansprüche, da sich die Abstützung hinter dem Antitragus verbirgt und so die Koncha unbedeckt ist.

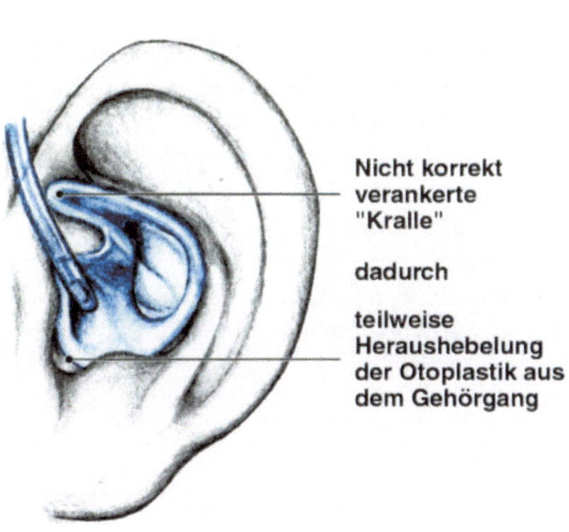

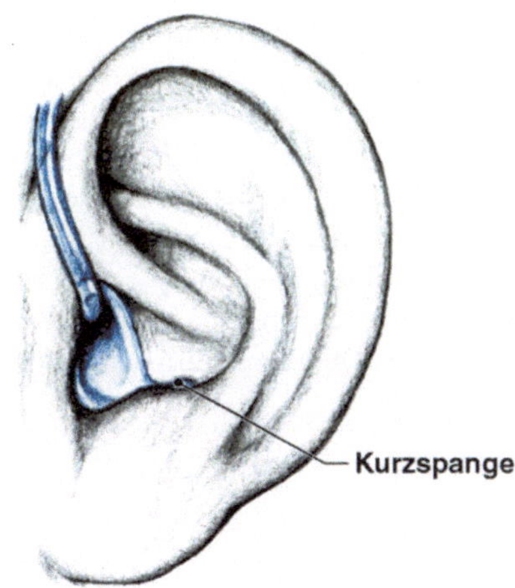

Abb. 4.2.
In der Cymba nicht korrekt
verankerte Kralle

Abb. 4.3.
Die Kurzspange stützt sich nur
am Anthelix ab

4.2.1.2
Beurteilungskriterien zur Materialauswahl

Kau- und Sprechbewegungen verursachen ungleichmäßige, die Koncha und den Gehörgang mechanisch verzerrende Bewegungsabläufe. Ausgedehnte und starre Otoplastiken verbinden größere Ohrmuschelanteile miteinander, die sich diesen ungerichteten Massenbewegungen anpassen müssen.

Dadurch besteht die Gefahr, dass das Passstück aus seinem Gehörgangssitz herausgehebelt wird – ein Horror für jeden Hörgerätträger, der, im Restaurant kauend, unter einem rhythmischen Rückkopplungspfeifen zu leiden hat.

Zwei Möglichkeiten gibt es, dies zu verhindern:
- Materialien wie Silikon oder THERMOtec, die bei Körperwärme weich und anpassungsfähig werden, verschaffen der Otoplastik genügend Elastizität, um Massenbewegungen auszugleichen.
- Auch eine möglichst kleine Otoplastik, die auch ästhetischen Anforderungen gut entspricht, kann dem Bewegungsspiel des Kiefergelenkes besser folgen, als dies durch eine große möglich wäre.

Wärme- und Feuchtigkeitsstau an der Auflagefläche der Otoplastik können den Tragekomfort stark beeinträchtigen. Eine grazile, dünnwandige Bauweise schafft mehr Oberfläche für die Wärmeableitung. Durch Verwendung von THERMOtec, einem modernen Material, das Feuchtigkeit passieren und an der Oberfläche verdampfen lässt, wird ein zusätzlich verbesserter Tragekomfort erreicht.

In der Beurteilung einer Otoplastik stellt sich immer wieder die Frage: *hartes oder weiches Material?* Und inwieweit wird durch die Materialwahl das Rückkopplungsverhalten beeinflusst?

Ausschlaggebend ist die Beschaffenheit des Ohrmuschelgewebes: So wie der starre Hals einer Weinflasche mit einem weichen Korken zu verschließen ist, sollte straffes Gewebe in der Regel mit einem weicheren Passstück, weiches oder schlaffes Gewebe mit hartem Material versorgt werden.

Auch der aus dem Hörverlust resultierende Verstärkungsbedarf ist ein – Kriterium für die Materialauswahl, denn die erforderliche Abdichtung kann mit einem sich adaptierenden Material besser erzielt werden.

Hartes Material wird als angenehmer empfunden, kann leichter ins Ohr eingeführt werden, dichtet aber nicht so gut wie weiches.

Im Gegensatz zu den druck- oder wärmeverursachten Hautveränderungen sind *allergische Reaktionen* (Kontaktallergie – T-Zellen-vermittelte Typ-IV-Allergien) auf heute in der Otoplastik verwendete Kunststoffe sehr selten. Es werden hauptsächlich Polymerisate des Methylmethacrylats (MMA, Abkömmling der Acrylsäure) verwendet. Polymerisate (= lange Riesenmolekülketten) bestehen aus miteinander verketteten kurzen Ausgangsmolekülen, den Monomeren, die vor ihrem Zusammenschluss zu einer Kette zwischen einzelnen Kohlenstoffmolekülen chemische Doppelbindungen hatten. Damit derartige Riesenmoleküle entstehen können, werden in einem sog. Polymerisationsprozess („Polymerisation") chemische Doppelbindungen an den einzelnen Ausgangsmolekülen aufgespalten und damit die einzelnen Monomere zu langen Ketten verbunden.

Je nach Herstellungsverfahren können sich bei der Polymerisation nicht alle Ausgangsmoleküle zu mehr oder weniger langen Ketten verbinden, es bleiben einzelne Monomere – die Restmonomere, übrig. Diese Moleküle sind dank ihrer Doppelbindung reaktionsfähige, aktive Bestandteile eines Kunststoffes. Sie sind aber selbst zu klein, um als Allergen eine allergische Antwort hervorzurufen. Sie müssen dazu erst an ein bis heute noch unbekanntes Protein der Haut andocken, um als Allergen fungieren zu können.

Die ohnehin schon geringe allergene Potenz der heutigen Kunststoffe wird vom Hörgeräteakustiker weiter reduziert, indem er das Werkstück mit einem lichtpolymerisierten Urethanacrylharz beschichtet. Dieses „*Verglasen*" gibt einen zuverlässigen Allergieschutz. Bei besonders sensibler Haut sollte an die Vergoldung der Otoplastik, an eine Otoplastik aus dem sich biologisch inert verhaltenden Titan oder an otoceramik, einen hochwertigen, UV-härtenden, Keramikanteile enthaltenden Werkstoff gedacht werden.

4.2.2
Zur Aufgabe der Otoplastik bei der akustischen Übertragung

Das Ohrpassstück ist das letzte und wichtigste Glied in der Übertragungskette zwischen hoch entwickelter Technik und dem Patienten. Aber so, wie alle elektronischen Bauteile eines Hörsystems ihre typischen akustischen Eigenschaften haben, hat auch die Otoplastik Charakteristika, die je nach Bauart die verstärkten akustischen Signale günstig oder auch ungünstig beeinflussen können.

Jede Veränderung am schallzuführenden Teil bewirkt unweigerlich ein anderes akustisches Verhalten des Hörsystems [2].

Und jeder Eingriff des Hörgeräteakustikers am schallzuführenden System ist ein vom audiometrischen Hörverlust abhängiger *Kompromiss* zwischen Hörverlust, Okklusionsgefühl, Rückkopplungsgefahr, Veränderungen im Frequenzspektrum, Verstärkung und Abschwächung der Hörgerätleistung.

Physikalische Ursachen für geänderte Charakteristika der Otoplastik sind verändertes Resonanzverhalten im Gehörgang und veränderter Schallwiderstand (Impedanz) am Übergang vom dünnen Schallschlauch zum weiten Gehörgangsrestvolumen.

4.2.2.1
Resonanz

Der Gehörgang entspricht einem röhrenförmigen Resonanzraum, der nach außen hin offen, durch das Trommelfell nach medial jedoch abgeschlossen ist. In einem derartigen Raum wird aus einem geräuschartigen Wellengemisch Schall unter bestimmten Bedingungen verstärkt.

Man könnte dieses System mit einer Flasche vergleichen, die man von oben im rechten Winkel anbläst, wodurch aus dem zunächst unspezifischen Blasegeräusch ein Klang resultiert. Je nach Tiefe der Flasche verändert sich die Klangfrequenz – kurze Flaschen antworten mit einem hohen, tiefe Flaschen mit einem tiefen Klang.

Genau jene Klänge aus einem Geräusch werden verstärkt, deren Wellenlängenviertel in einen Resonanzraum „hineinpasst" oder, anders ausgedrückt: Am Eingang in den Resonanzraum ist ein Wellenbauch, am Abschluss dieses Raumes ist ein Wellenknoten zu fordern (Abb. 4.4).

Unter der Annahme, der Gehörgang sei 25 mm lang – in diesen muss also eine 25 mm lange Viertelwelle hineinpassen (die Gesamtlänge der Welle ist somit 100 mm, d.h. 0,1 m lang) –, lässt sich die optimale Resonanzfrequenz leicht errechnen:

Schallgeschwindigkeit = Wellenlänge mal Frequenz
$C = \lambda \times f$
340 m pro sec = 0,1 m × f
340/0,1 = f
3400 Hz = f

Die optimale Resonanzfrequenz beträgt somit bei einem 25 mm langen unverschlossenen Gehörgang 3400 Hz.

Resonanz erscheint aber nicht nur für die Grundtöne, sondern auch für die zugehörigen Obertöne, nur liegen dabei die Verhältnisse komplizierter.

Was für ein Vorteil – denn durch die Gehörgangsresonanz werden in diesem so wichtigen Frequenzbereich bis zu 20 dB Schalldruckgewinn erreicht – und der kommt voll dem Sprachverstehen, insbesondere dem Konsonantenverstehen, zugute!

Ist der Gehörgang jedoch durch eine Otoplastik verschlossen, ändern sich die Dinge beträchtlich: Zum einen ist das Gehörgangsrestvolumen geringer als beim offenen Gehörgang, damit auch die Resonanz verschoben, zum anderen kommt es in dem nun nach beiden Seiten abgeschlossenen System zu Schallreflexionen.

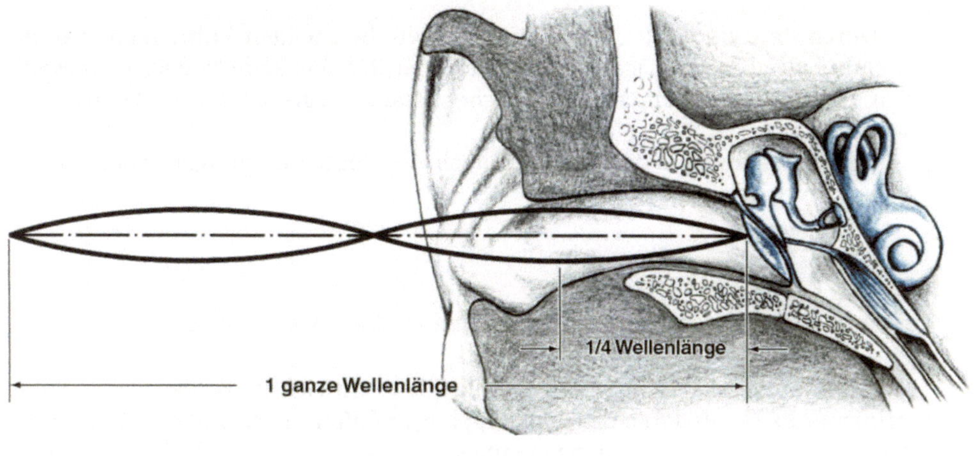

Abb. 4.4. Sobald ein Viertel einer Wellenlänge in den Resonanzraum/Gehörgang „passt", kommt es zur Resonanz. Zu beachten ist, dass ein Wellenbauch am offenen, ein Wellenknoten am geschlossenen Ende liegt

Bei IdO-Geräten ist der Abstand zwischen dem Lautsprecher („Hörer") und dem Trommelfell bedeutend kürzer als bei HdO-Apparaten, sodass störende, stehende Wellen in diesem kurzen Rohr keine wesentliche akustische Bedeutung haben.

4.2.2.2
Schallwiderstand – Impedanz

Solange ein Transportmedium gleichartig ist, egal ob es sich einheitlich um Luft, Flüssigkeit oder um einen festen Stoff handelt, kann sich Schall ungehindert und ideal ausbreiten.

An Grenzflächen zwischen zwei Medien ändert sich der Wellenwiderstand, wodurch eine Schallwelle nicht ungehindert von einem Medium ins andere übertreten kann. Die einfallende Welle wird teilweise reflektiert, zum anderen Teil in das andere Medium weitergeleitet.

Auch der Schallübergang von einem dünnen Röhrchen (z. B. Schallausgang der Otoplastik) zu einem größeren Luftvolumen (z. B. Restvolumen im Gehörgang) entspricht einem Übergang von einem System ins andere, es kommt zu einer Widerstandsänderung – zum Impedanzsprung. Ein derartiges System wirkt wie ein Tiefpassfilter, das die tieferen Frequenzen durchlässt, die höheren jedoch behindert.

Eine optimal auf den audiometrischen Kurvenverlauf angefertigte Otoplastik ist jedoch imstande, die Impedanzanpassung zu verbessern.

Durch Reflexionen (vor und zurück) zwischen beiden Rohrenden (Hörermembran und Schallausgang) bildet sich überdies eine Reihe von Resonanzspitzen ab 1000 Hz, die einen unnatürlichen Klang verursachen und damit unerwünscht sind.

Sie können durch in den Schallschlauch eingelegte Dämpfungselemente weitgehend verhindert werden.

4.2.2.3
Beurteilungskriterien der akustischen Eigenschaften einer Otoplastik

Als vor Jahrzehnten die ersten Otoplastiken entwickelt wurden, war es die primäre Absicht, dadurch das Rückkopplungspfeifen zu verhindern. Stattdessen tauschte man dafür ein unangenehmes *Okklusionsgefühl* und die *Autophonie* ein. Die Autophonie kommt übrigens dadurch zustande, dass körpereigener, vor allem tieffrequenter Knochenleitungsschall durch den schalldichten Abschluss des Gehörgangs nicht mehr nach außen entweichen kann und, verstärkt durch die Schallleitungskette von Trommelfell und Mittelohr, dem Innenohr zugeführt wird.

Belüftungsbohrung. Bereits eine zusätzliche, parallel zum Schallkanal führende Belüftungsbohrung mit einem Durchmesser von 0,8–1 mm ist in der Lage, Okklusionsgefühl, Schwitzen im Gehörgang, Autophonie und das Unbehagen beim Einsetzen des Passstückes zu vermindern (Abb. 4.5).

Eine Bohrung dieser geringen Weite ist nicht schallwirksam, kann also kein Rückkopplungsgeräusch verursachen und ist auch bei hohem Verstärkungsbedarf zumindest versuchsweise anzulegen.

Sollte es dennoch zum Pfeifen kommen, wäre es kein Problem, die Bohrung wieder mit lichthärtendem Kunststoff zu verschließen.

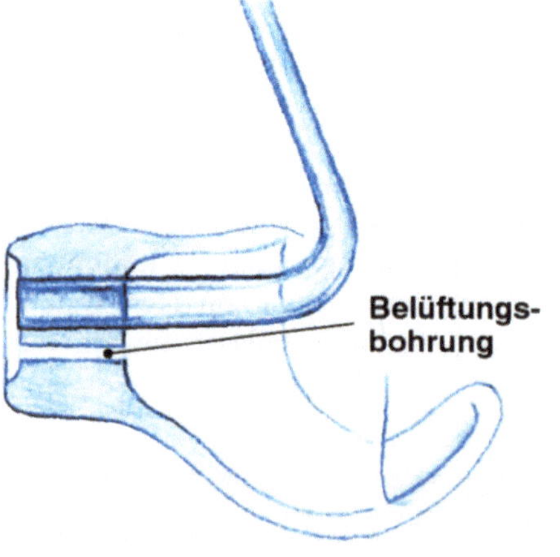

Abb. 4.5.
Belüftungsbohrung

Je geringer der Verstärkungsbedarf ist, desto geringer ist auch die Rückkopplungsgefahr.

Dies gilt besonders für den Tieftonbereich bis 1000 Hz: Je besser das Tieftongehör erhalten ist, desto weiter kann eine Bohrung ausfallen, die das Gehörgangsrestvolumen nach außen öffnet.

Eine Bohrung wirkt wie ein Tiefpassfilter – tieffrequente Schallsignale aus dem Gehörgangsrestvolumen können sowohl nach außen abfließen, wie auch tieffrequenter, von der Außenwelt kommender Schall die Bohrung ungehindert passieren kann; für hohe Frequenzen dagegen ist eine weite Bohrung undurchlässig. Niedrige, die Bohrung leicht passierende Frequenzen brauchen somit vom Hörgerät erst gar nicht verstärkt zu werden.

Bei einem großen Teil unserer Schwerhörigen (Presbyakusis, Lärmschwerhörigkeit) liegt noch ein akzeptables Tieftongehör vor: Dies sind Fälle für eine akustisch hochwirksame weite Bohrung, die überdies dem Schwerhörigen seine vertrauten, tieffrequenten Höreindrücke belässt.

Mit zunehmender Länge des „Zapfens", jenem Teil der Otoplastik, der in den Gehörgang ragt, nimmt das Okklusionsgefühl zu.

„Offene Versorgung". Der Idealfall, der fast alle Nachteile einer Otoplastik wie Okklusionseffekt, Autophonie, Fremdkörpergefühl, Schwitzen und Wärmestau ausschließt sowie zusätzlich noch ästhetischen Ansprüchen sehr entgegenkommt, ist die so genannte „offene Versorgung" (Abb. 4.6): Ein PVC-Schlauch mit einer lichten Weite von 2 mm, sich nur mit einer zarten Spange an Anthelix und Antitragus abstützend, wird tief in den Gehörgang geführt. Dadurch kann der Gehörgang völlig offen bleiben.

Nachteile: Der Frequenzbereich bis etwa 1500 Hz darf keinen höheren Hörverlust als 10–15 dB aufweisen.

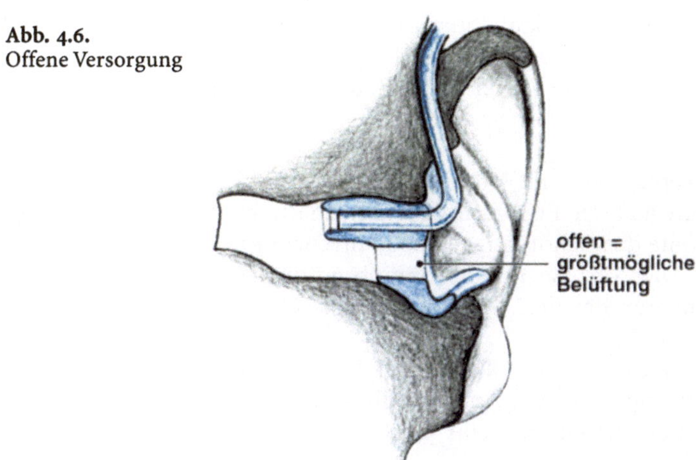

Abb. 4.6.
Offene Versorgung

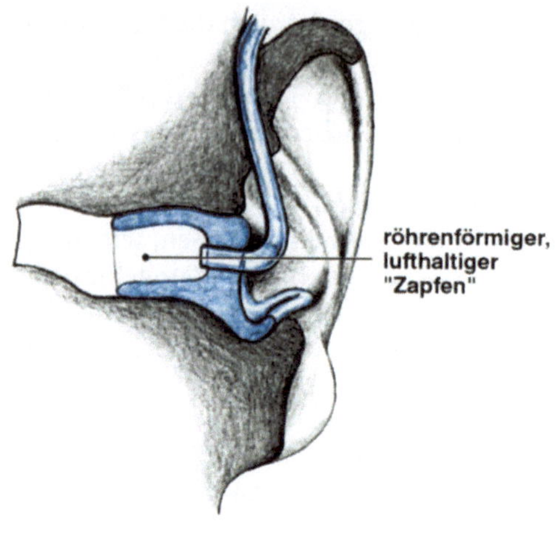

Die „offenste" Versorgung ist derzeit mit HdO-Geräten erreichbar. Jedoch bietet auch die IdO-Variante bei entsprechendem Schalenbau die Möglichkeit eines großflächig offenen Gehörgangs.

Hohlkanalotoplastik. Verminderung des Okklusionseffektes, verbesserte Verständlichkeit und Erzielen eines transparenten Klangeindruckes sind, auch ohne Bohrung, durch die leider kaum verbreitete „Hohlkanalotoplastik" zu erreichen (Abb. 4.7).

Dabei ragt statt des kompakten „Zapfens" einer üblichen Otoplastik ein röhrenförmiger Hohlraum in den Gehörgang, der zum Gehörgangsaustritt hin verschlossen ist. Dadurch wird ein normal großes Gehörgangsvolumen simuliert.

Nur die Resonanzfrequenz, die normalerweise bei einem nach außen offenen Gehörgang zwischen 2,5 und 3 KHz zu liegen kommt, ist um eine Oktave nach oben auf 5–7 KHz verschoben. Ursache dafür ist, dass der Gehörgang nun auch durch die Hohlkanalotoplastik nach außen hin verschlossen ist.

Der Hochfrequenzbereich um 5–7 KHz trägt zum besseren Sprachverstehen wesentlich bei. Durch diese Bauart sind Schallpegelgewinne von etwa 15 dB erzielbar [2].

Otoplastiken mit Hornsystem. Bei einer konventionellen Otoplastik (Abb. 4.8) tritt aus der Enge des dünnen Schallschlauches der Schall unmittelbar in die Weite des Gehörgangs (Impedanzsprung).

Dies verursacht eine Dämpfung für das Sprachverstehen wichtiger hochfrequenter Signale. Das wäre gerade bei Hochtonschwerhörigkeit ein gravierender Mangel.

Dem kann der Akustiker dadurch begegnen, indem er die Otoplastik in ihrem gehörgangsnahen Anteil konisch, „hornartig" erweitert oder in ein herkömmliches, erweitertes Ohrpassstück einen Hornschlauch einzieht (Bakke-Horn, Libby-Horn).

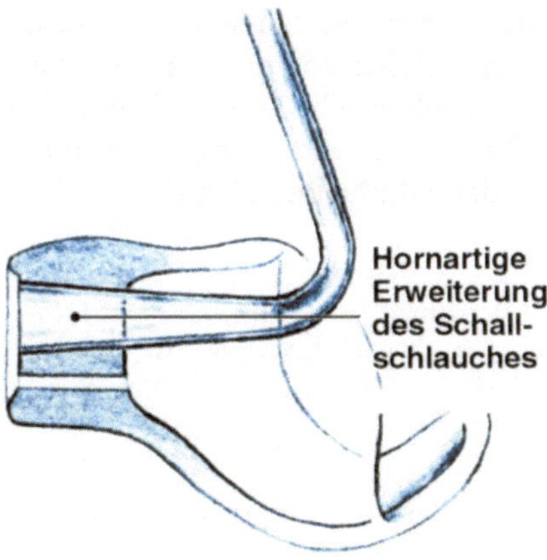

Abb. 4.8. Otoplastik mit Hornsystem

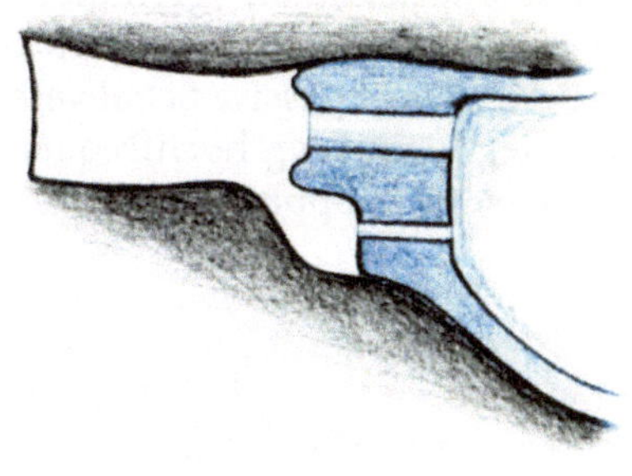

Abb. 4.9.
Zurückgezogener Austritt der
Belüftungsbohrung bei zu engem
Gehörgang

Allein durch diese Impedanzanpassung kann im Frequenzbereich oberhalb 3000 Hz eine *zusätzliche Verstärkungsanhebung von 10 dB* erzielt werden [1].

So wünschenswert manchmal die ein oder andere Schallkanal- und Bohrungsvariante wäre, so oft kann dem ein enger Gehörgang entgegenstehen, der keinen Platz für einen ausgedehnteren Otoplastikzapfen bietet. Damit wird dem Akustiker wieder ein Kompromiss abverlangt. Ein solcher wäre z. B. ein zurückgesetzter Austritt der Belüftungsbohrung (Abb. 4.9).

Länge des Zapfens. Beträchtlichen akustischen Einfluss hat auch die Länge des Zapfens (Abb. 4.10):

Abb. 4.10.
Akustischer Einfluss der Zapfen-
länge

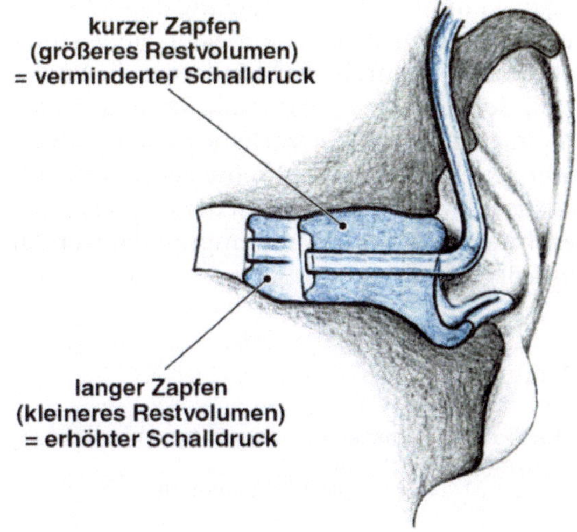

Ein langer Zapfen verringert das Gehörgangsrestvolumen, ein kleines Restvolumen bedeutet aber eine höhere Schallenergiedichte vor dem Trommelfell und damit eine passive Schallverstärkung im Tieftonbereich. Dagegen kommt es zu einer Dämpfung hochfrequenter Signale. Eine große Eindringtiefe vermindert das Rückkopplungsrisiko, erhöht dagegen den Okklusionseffekt.

Die Öffnung des Schallkanals sollte unbedingt in Richtung des Trommelfells weisen, eine Abweichung zur Gehörgangswand würde Reflexionen und somit ein verzerrtes Hören verursachen.

4.3
Fazit für die Praxis

Dem Wert einer Otoplastik wird viel zu wenig Beachtung geschenkt. Sie ist nicht nur das Haltesystem für das Hörgerät, sondern vielmehr ein Teil, der wesentliche akustische Einwirkungen auf das Verhalten des Hörgerätes hat.

Weiche, schlaffe Ohrmuscheln sind auch heute noch die Domäne einer ringförmigen Otoplastik. Ansonsten sollten Ohrpassstücke aus Gründen des Tragekomforts und der Ästhetik, ebenso wie Hörgeräte, möglichst miniaturisiert werden.

Zusatzbohrungen, die bei hohem Verstärkungsbedarf bis zu 1 mm weit sein dürfen, ohne dass Rückkopplungsgeräusche zu erwarten sind, können besonders bei annähernd erhaltenem Tieftongehör bis zu 3 mm erweitert werden. Optimal wäre überhaupt eine offene Versorgung.

Durch Hohlkanalotoplastik, hornartige Erweiterung des Schallkanals und Verminderung des Gehörgangsrestvolumens wird eine Höhenanhebung in der Größenordnung von 10–15 dB bewirkt, die hauptsächlich dem Sprachverstehen zugute kommt. Unter Ausnützung dieser akustischen Vorteile kann, bei gleicher Verstärkung vor dem Trommelfell, ein leistungsschwächeres Hörgerät verwendet werden. Dadurch wird wiederum die Rückkopplungsgefahr verringert.

Im Gegensatz zur Elektronik, die als aktiver Part teilweise Signale produziert, die ursprünglich nicht vorhanden waren, fügt die Otoplastik als passives Element dem Eingangssignal keine neuen Anteile bei. Es ist dies ein Grund, weshalb akustische Veränderungen an der Otoplastik vom Träger des Hörsystems als angenehmer und natürlicher empfunden werden als Eingriffe an der Elektronik des Hörgerätes.

Literatur

1. Kießling J, Kollmeier B, Diller G (1997) Versorgung und Rehabilitation mit Hörgeräten. Thieme, Stuttgart New York
2. Voogdt U (1998) Otoplastik. Median, Heidelberg

KAPITEL 5

Lebensqualität in der HNO-Onkologie

5

K.V. GREIMEL und E.R. GREIMEL

5.1
Einleitung

Jeder Mensch hat in unserem Kulturkreis eine Vorstellung von Lebensqualität.
Am häufigsten wird Lebensqualität assoziiert mit Wohlbefinden, Glück, Freiheit,
Zufriedenheit und Wohlstand. Seit einigen Jahren spielt dieser Begriff auch
in der Medizin, vor allem in der Onkologie, eine zunehmende Rolle. So wird beispielsweise bei Entscheidungen über Behandlungsmaßnahmen immer stärker
darauf Rücksicht genommen, wie sehr dadurch die Lebensqualität der Patientinnen und Patienten beeinflusst wird.

Sprachgeschichtlich gesehen ist der Begriff „Lebensqualität" relativ neu, er
wurde erst 1964 vom US-Präsidenten Johnson in den allgemeinen Sprachgebrauch eingeführt. In Deutschland hat den Begriff Willi Brandt 1972 aufgegriffen
– er wurde zum politischen Schlagwort, vor allem in der Metallergewerkschaft.

In der Medizin wurde der Begriff Lebensqualität im Vergleich zu den Gesell-
schafts- und Sozialwissenschaften relativ spät eingeführt. Obwohl es seit jeher
das Ziel ärztlicher Behandlung ist, die Gesundheit und das Wohlbefinden zu ver-

HNO Praxis heute 22
E. Biesinger, H. Iro (Hrsg.)
© Springer-Verlag Berlin Heidelberg 2002

bessern, ist das Thema Lebensqualität als explizit zu erfassendes Kriterium in der Medizin erst in den 70er-Jahren berücksichtigt worden. Hier war die Onkologie Vorreiter in der Frage nach der Qualität des Lebens im Vergleich zu seiner Quantität, die sich vor allem im Zusammenhang mit dem Nutzen der Chemotherapie bei sehr fortgeschrittenen Tumorerkrankungen stellte. Die Klage einer Krebspatientin „Mit der Krankheit werde ich fertig, nicht aber mit der Behandlung" [6] sowie wissenschaftliche Erkenntnisse über die mitunter begrenzte Aussagekraft objektiver medizinischer Parameter – medizinisch schwer kranke Menschen können sich körperlich und psychisch sehr wohl fühlen (z.B. bei Krebserkrankungen), während geringe körperliche Symptome (z.B. Juckreiz, Tinnitus) die Lebensqualität massiv beeinträchtigen können (Diskrepanz Befund/Befinden) – führten zu einem verstärkten Bemühen, Sichtweisen von Patientinnen und Patienten in den Behandlungsprozess einzubeziehen. Mit der von E. Aulbert formulierten Aussage „Wir wollen nicht dem Leben um jeden Preis Zeit hinzufügen, sondern der verbleibenden Zeit Leben (Lebensqualität) geben" wird der Stellenwert des subjektiven Erlebens von Menschen mit nicht heilbaren Erkrankungen in den Vordergrund gerückt. 1990 hat das National Cancer Institute (NCI) in den USA empfohlen, die Lebensqualität von Patientinnen und Patienten als Outcome-Kriterium in klinisch-onkologischen Studien stärker zu berücksichtigen.

Während zu Beginn der Lebensqualitätsforschung in den 70er-Jahren Fragen um eine Definition und theoretische Fundierung des Begriffes im Vordergrund standen, folgten in den 80er-Jahren Bemühungen um Objektivierung und die Entwicklung von Messinstrumenten. Heute stehen die klinische Anwendung und Interpretation von Lebensqualitätsdaten im Mittelpunkt [8].

> Entwicklung der Lebensqualitätsforschung:
>
> - Erste Phase   (70er-Jahre): Was ist Lebensqualität?
> - Zweite Phase (80er-Jahre): Entwicklung von Messinstrumenten
> - Dritte Phase (90er-Jahre): Anwendung der Messinstrumente, klinische Studien

Das rege Interesse an der Lebensqualität mahnt aber auch zur Vorsicht. Während die Erfassung der Lebensqualität (Verteilung von Fragebögen) im Vergleich zu anderen medizinischer Messmethoden (z.B. Tumormarker) sehr einfach ist, ist die Interpretation ungleich schwieriger und setzt eine umfassende methodische Kenntnis über die Entwicklung und den Einsatz von Fragebögen voraus. Bei mangelnden Vorkenntnissen besteht eine nicht unerhebliche Gefahr von Fehlinterpretationen der Daten. Dadurch kann es zu Über- und Unterschätzung der Bedeutung des subjektiven Befindens der Patientinnen und Patienten mit entsprechenden Fehlentscheidungen kommen.

In der Forschung findet das steigende Interesse an der Berücksichtigung der gesundheitsbezogenen Lebensqualität in wissenschaftlichen Publikationen seinen Niederschlag. Betrachtet man die Anzahl der Publikationen zur Lebens-

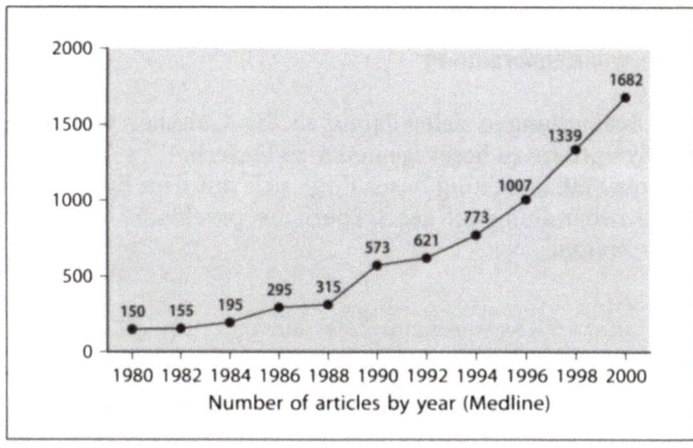

Abb. 5.1. Publikationen zur Lebensqualität in der Onkologie

qualität in der Onkologie, so zeigt sich ein ungebrochener Trend bis in die Gegenwart (Abb. 5.1).

5.2
Definition und Konzeption von Lebensqualität

In Anlehnung an die Weltgesundheitsorganisation (WHO), die Gesundheit „nicht nur als die Abwesenheit von Krankheiten, sondern als den Zustand vollständigen physischen, psychischen und sozialen Wohlbefindens" definiert [40], wird Lebensqualität im Kontext eines multidimensionalen Forschungsansatzes betrachtet.

Demnach umfasst Lebensqualität mindestens drei Dimensionen. Es sind dies:

- die somatische Dimension,
- die psychische Dimension,
- die soziale Dimension.

Die *somatische Dimension* umfasst den funktionellen Status, allgemeine und krankheitsspezifische Beschwerden sowie Schmerzen.

Die *psychische Dimension* beinhaltet vorwiegend emotionale Aspekte wie Angst, Depression und subjektives Wohlbefinden.

Die *soziale Dimension* umfasst Bereiche wie Familie, soziale Unterstützung, Beziehungen zu Ärzten/Ärztinnen und Pflegepersonen, Arbeitsfähigkeit und sozioökonomische Verhältnisse [24, 32].

5.3
Ziele der Lebensqualitätsforschung

Onkologische Behandlungen zielen darauf ab, die Krankheit und die damit einhergehenden Symptome zu beseitigen oder zu lindern.

Die Lebensqualitätsforschung beschäftigt sich mit dem Einfluss der Krankheit und deren Behandlung auf das körperliche, psychische und soziale Wohlbefinden einer Person.

Volmer [37] fasst drei wesentliche Ziele der Lebensqualitätsforschung zusammen:

1. Die Beschreibung gesundheitlicher Beeinträchtigungen durch die Erkrankung, mit dem Ziel, Problembereiche bei bestimmten Patientengruppen zu identifizieren
2. Die Evaluierung des Erfolges von medizinischen Interventionen mit dem Ziel einer differenzierteren Beurteilung des Behandlungserfolges (z. B. Lebensqualität als Zielvariable zur Beurteilung verschiedener Behandlungsmethoden)
3. Verbesserung der medizinischen Versorgung unter Berücksichtigung der Interessen von Patienten/Patientinnen

5.4
Methoden zur Erfassung der Lebensqualität – Übersicht über Messverfahren

Für die Auswahl bzw. Entwicklung von Instrumenten zur Erfassung der Lebensqualität gelten die zur Konstruktion von psychologischen Testverfahren allgemein anerkannten psychometrischen Kriterien der Reliabilität, Validität und Sensitivität [9, 26].

Unter *Reliabilität* versteht man die Zuverlässigkeit einer Messung anhand eines Tests, d. h., dass unter vergleichbaren Bedingungen konsistente Ergebnisse erreicht werden.

Unter *Validität* versteht man die Gültigkeit bzw. Aussagekraft eines Tests. Damit wird überprüft, ob ein Fragebogen auch tatsächlich jenes Konstrukt misst, das er zu messen beabsichtigt (z. B. psychisches Wohlbefinden).

Unter *Sensitivität* versteht man die Eigenschaft eines Messinstrumentes, reale Veränderungen (z. B. im emotionalen Bereich) in veränderten Testergebnissen widerzuspiegeln und diese objektiv zu erfassen. In klinischen Studien zur Erfassung der Lebensqualität bezieht sich die Sensitivität von Fragebögen auf den Krankheitsverlauf, auf Unterschiede der zu vergleichenden Behandlungen oder auf unterstützende Interventionen.

Zur Beurteilung der Lebensqualität wurde in den letzten Jahren eine Reihe von Instrumenten entwickelt, die auf unterschiedlichen theoretischen Grundlagen und testtheoretischen Standards beruhen [6, 7, 12, 13, 29].

Je nach Messansatz kann zwischen krankheitsunspezifischen und krankheitsspezifischen Verfahren unterschieden werden.

In der folgenden Übersicht ist eine Auswahl an Messinstrumenten dargestellt, die im onkologischen Bereich für die Erfassung der Lebensqualität relevant sind. Aufgrund der Vielzahl an Instrumenten wird hier auf eine vollständige Auflistung verzichtet. Einen ausführlichen Überblick geben Spilker [34] und Bullinger [6].

Verfahren zur Erfassung der Lebensqualität

- Krankheitsunspezifische Verfahren
  - Sickness Impact Profile (SIP)
  - Nottingham Health Profile (NHP)
  - Medical Outcome Study (MOS; SF-36)
  - Visual Analog Scale (VAS) oder Linear Analogue Self-Assessment Scales (LASA)
  - European Quality of Life Index (EuroQol)
- Krankheitsspezifische Verfahren
  - European Organization for Research and Treatment of Cancer Quality of Life Questionnaire (EORTC QLQ-30)
  - Functional Assessment of Cancer Therapy (FACT)
  - Functional Living Index for Cancer (FLIC)
  - Time Without Symptom or Toxicity (TWiST)
  - Quality of Life Index (QLI-Spitzer)
- Krankheitsspezifische Verfahren in der HNO
  - European Organization for Research and Treatment of Cancer Questionnaire Life Quality – Head and Neck Module (EORTC QLQ-H & N 35)
  - Functional Assessment of Cancer Therapy – Head and Neck Version (Fact-HN)
  - University of Washington Quality of Life Questionnaire (UW-QOL)
  - Performance Status Scale for Head and Neck Cancer Patients (PSS-HN)
  - Disfigurement/Dysfunction Scale
  - Head and Neck Radiotherapy Questionnaire (HNRQ)

5.4.1
Krankheitsunspezifische Verfahren

Eines der ersten krankheitsunspezifischen Instrumente ist das *Sickness Impact Profile* (SIP; [4]).

Das SIP besteht aus 136 Items, die krankheitsbedingte Verhaltensbeeinträchtigungen in 12 Lebensbereichen umfassen (Schlafen/Ruhen, Essen, Hausarbeit, Beruf, Erholung/Freizeit, Körperpflege, Gehen, Mobilität, emotionales und affektives Verhalten, soziale Interaktion, Kommunikation).

Das SIP wird als Interview oder als Fragebogen für verschiedene klinische Populationen verwendet.

Ein ähnliches, aber wesentlich kürzeres Instrument ist das *Nottingham Health Profile* (NHP; [20]).

Es besteht aus 38 Items, die zu 6 Subskalen zusammengefasst werden (Schmerz, physische Mobilität, Schlaf, emotionale Reaktionen, Vitalität, soziale Isolation).

Dieses Instrument wurde in mehrere Sprachen adaptiert und wird daher gerne für Multicenterstudien zur Erfassung der Lebensqualität eingesetzt. Am besten differenziert das NHP bei chronisch Kranken und bei älteren Personen. Eine 24-Item-Version wurde für die Erfassung der Lebensqualität für klinische Populationen entwickelt [28].

Der *SF-36 Health Survey* wurde innerhalb der Medical Outcome Study (MOS) in den Vereinigten Staaten entwickelt [38, 39]. Der SF-36 umfasst 8 Dimensionen mit insgesamt 36 Items und wird zur Erfassung der gesundheitsbezogenen Lebensqualität eingesetzt. Eine internationale Arbeitsgruppe (International Quality of Life Assessment Group, IQOLA) beschäftigt sich mit der Übersetzung und der psychometrischen Prüfung des Instruments. Übersetzungen liegen in über zehn Sprachen vor. Die deutsche Version wurde an unterschiedlichen Populationen getestet und kann für epidemiologische und klinische Studien eingesetzt werden [7].

Visuelle Analogskalen (VAS) oder *Linear Analogue Self-Assessment Scales (LASA)* werden für die Erfassung von Teilbereichen der Lebensqualität einge-setzt, z.B. für die Beurteilung von Schmerzen oder zur Erfassung von Neben-wirkungen von Behandlungen. Dabei wird die Lebensqualität von Patienten/ Patientinnen auf einer 10-cm-Skala mit zwei Endpunkten beurteilt (Abb. 5.2)

Obwohl sich diese Skalen meist nur auf bestimmte Einzelbereiche bezie-hen, haben sie sich als reliable und valide Indikatoren für Lebensqualität er-wiesen [21].

Der *EuroQol* ist ein auf visuellen Analogskalen basierendes Instrument zur Erfassung der Lebensqualität [22]. Der EuroQol umfasst 6 Items zu 6 Bereichen (Mobilität, Selbstversorgung, Aktivität, Schmerzen, Angst/Depression) mit je 3 Antwortmöglichkeiten. Ein weiteres Item bezieht sich auf den Gesundheitszu-stand vor einem Jahr verglichen mit dem aktuellen Gesundheitszustand, der von Patienten/Patientinnen auf einem vertikalen Thermometer eingestuft wird. Die Einzelitems werden zu einem globalen Index zusammengefasst. Der EuroQol wurde in verschiedenen Populationen innerhalb Europas, Australiens und Thai-lands getestet und ist in mehreren Sprachen verfügbar.

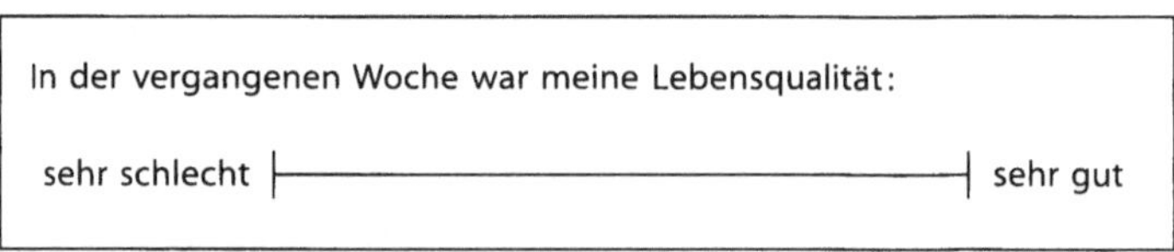

Abb. 5.2. Beispiel für eine lineare Analogskala

5.4.2
Krankheitsspezifische Instrumente

Der in Europa am weitesten entwickelte Ansatz zur Erfassung der Lebensqualität stammt aus der EORTC Study Group on Quality of Life. Die 1986 gegründete Arbeitsgruppe setzte sich zum Ziel, einen Lebensqualitätsfragebogen parallel in mehreren Ländern bzw. Sprachen zu entwickeln. Auf Basis eines multidimensionalen Forschungsansatzes wurde ein Kernfragebogen („core questionnaire") konzipiert, der zentrale Bereiche der Lebensqualität von Karzinompatientinnen und -patienten umfasst. Der *EORTC QLQ-C30* ist diagnoseunabhängig und umfasst 5 funktionale Skalen (körperliche Funktion, Rollenfunktion, kognitive Funktion, emotionale Funktion und Sozialfunktion), 3 Symptomskalen (Müdigkeit, Schmerz, Übelkeit/Erbrechen), 2 Globalbeurteilungen (Lebensqualität und allgemeiner Gesundheitszustand) sowie einige Einzelitems für Symptome, die von Karzinompatienten häufig berichtet werden.

Der EORTC QLQ-C30 gilt mittlerweile in Europa als Standardinstrument und wird vor allem in onkologischen Therapiestudien häufig eingesetzt.

Der *Functional Living Index – Cancer (FLIC)* wurde als multidimensionales Instrument zur Erfassung der Lebensqualität von Karzinompatienten entwickelt [31]. Der FLIC besteht aus 5 Subskalen (körperliches Wohlbefinden, psychisches Wohlbefinden, krankheitsbedingte Belastungen, soziales Wohlbefinden, Übelkeit). Die insgesamt 22 Items werden auf visuellen Analogskalen beantwortet. Das Instrument ist für klinische Studien aufgrund seiner Ökonomie gut einsetzbar.

Die Reliabilitäten der Subskalen sind aufgrund der geringen Itemzahl teilweise nicht zufriedenstellend [11].

Ein weiteres multidimensionales Verfahren ist die *Functional Assessment of Cancer Therapy (FACT*; [10]). Dieses Instrument umfasst 29 Likert-Items und 5 Subskalen (körperliches Wohlbefinden, soziales Wohlbefinden, Arzt-Patient-Beziehung, emotionales Wohlbefinden, funktionales Wohlbefinden), die den Gesamt-Score bilden (FACT-G). Darüber hinaus liegen 13 diagnosespezifische Zusatzskalen vor. Der FACT wurde in den USA entwickelt. Übersetzungen in mehrere Sprachen ermöglichen den Einsatz dieses Instruments für internationale Studien.

Der FACT ist sowohl für klinische Studien als auch für die klinische Praxis geeignet.

Die *TWiST-Methode* („Time Without Symptoms of disease and Toxicity of treatment") ist ein Globalmaß zur Beurteilung der symptomfreien Überlebenszeit von Karzinompatienten [16]. Bei diesem Verfahren handelt es sich um den Versuch, Lebensqualitätsparameter in die Evaluierung adjuvanter Therapien miteinzubeziehen. Bei der Berechnung der TWiST-Zeit wird von der Gesamtbehandlungszeit jene Zeitperiode (Monate) abgezogen, die nicht symptomfrei und daher lebensqualitätsmindernd erlebt wurde.

Die TWiST-Methode hat den Nachteil, dass sie retrospektiv ist und ausschließlich auf der festgestellten Toxizität und dem durch den Arzt protokollierten Krankheitsverlauf beruht.

Ein weiteres, für die Onkologie entwickeltes Instrument ist der Quality of Life Index, auch *Spitzer-Index* genannt [35]. Der Spitzer-Index umfasst 5 Bereiche, die auf einer dreistufigen Skala beurteilt werden. Es sind dies: *Aktivität/Berufstätigkeit, Alltagsleben, Gesundheit, soziale Unterstützung* und *emotionales Befinden*. Dieser Index kann sowohl zur Selbst- als auch zur Fremdbeurteilung verwendet werden. Die interne Konsistenz sowie die Inter-rater-Reliabilität sind zufriedenstellend. Die Stärke des Instrumentes liegt in der ökonomischen Erfassung unterschiedlicher Aspekte der Lebensqualität.

Krankheitsspezifische Verfahren in der HNO. Zur Erfassung der Lebensqualität von Patientinnen und Patienten mit Tumorerkrankungen im Kopf-Hals-Bereich wurden einige Skalen entwickelt, die krankheitsspezifische Aspekte in besonderer Weise berücksichtigen.

Die *EORTC* (European Organization for Research and Treatment of Cancer) hat ein krankheitsspezifisches Modul (*QLQ-H&N35*) mit 35 symptomspezifischen Fragen entwickelt [33].

Auch zum *FACT* (Functional Assessment of Cancer Therapy) liegt eine Subskala (FACT-HN) vor, die 11 HNO-spezifische Aspekte umfasst.

Der *UW-QOL* (University of Washington Quality of Life Questionnaire) umfasst 9 Bereiche des Alltagslebens, die bei Patientinnen und Patienten mit HNO-Karzinomen durch die Behandlung beeinflusst werden (Schmerzen, Entstellung, Aktivitäten, Erholung/Freizeit, Beruf, Kauen, Schlucken, Sprechen, Schulterprobleme).

Die *PSS-HN* („Performance Status Scale for Head and Neck cancer patients") beinhaltet drei Bereiche (Ernährung, Sprachverständnis, Essen in der Öffentlichkeit), die für Patientinnen und Patienten mit HNO-Tumoren eine besondere Relevanz haben.

Die *Disfigurement/Dysfunction Scale* ist ein quantitatives Messinstrument zur Einschätzung sichtbarer Entstellungen und Funktionsbeeinträchtigungen nach operativen Maßnahmen bei HNO-Karzinomen.

Ein weiteres Verfahren, das auf behandlungsspezifische Aspekte eingeht, ist der *HNRQ* (Head and Neck Radiotherapy Questionnaire).

Einen Überblick über die wichtigsten Fragebögen zur Messung der Lebensqualität im HNO-Bereich geben Bergler et al. [3], Rogers et al. [30] sowie Shermann et. al. [33]. Leider existiert nur für einige wenige Fragebögen auch eine validierte deutsche Fassung.

Der im deutschen Sprachraum am häufigsten verwendete Fragebogen im HNO-Bereich ist der *EORTC QLQ-H&N35*.

5.5
Lebensqualität bei Kopf-/Halstumoren

Im HNO-Bereich ist das Einbeziehen der Lebensqualität von besonderer Bedeutung. Patienten mit malignen Tumoren im Kopf-Hals-Bereich müssen nicht nur mit einer lebensbedrohlichen Erkrankung mit unsicherem Verlauf leben [14, 25],

Tabelle 5.1. Anzahl der Publikationen von 1980–2000 (Nation Library of Medicine, PubMed)

Jahr	Quality of life	Quality of life + neoplasm	Quality of life + Head and neck neoplasm
1980	225	49	4
1985	337	74	6
1990	911	215	13
1995	1871	391	32
2000	3191	694	61

sondern sie werden oft auch mit äußerlich sichtbaren Behandlungseffekten konfrontiert (Defekte nach Oberkiefer- oder Unterkieferresektion, Narben nach Neck-Dissektion, permanente Tracheostomie bzw. Kanülentragen). Häufig sind somit bleibende Funktionsverluste oder Einschränkungen verbunden, wie die Unfähigkeit, normal oder überhaupt zu sprechen (Zustand nach Kehlkopfentfernung), Schwierigkeiten beim Kauen und Schlucken, oft verbunden mit Geschmacksverlust, trockenem Mund und Atemproblemen [5].

Insgesamt wird Lebensqualität auch im Zusammenhang mit HNO-Karzinomen immer stärker berücksichtigt, die diesbezügliche Forschung liegt aber hinter anderen Fachgebieten zurück.

Dies ist umso erstaunlicher, als die Hals-Kopf-Region Zentrum vieler lebenswichtiger Funktionen (Ernährung, Atmung, Kommunikation) ist und Erkrankungen in diesem Bereich einen erheblichen Einfluss auf das tägliche Leben und die Lebensqualität mit sich bringen können [3].

Nicht selten mangelt es Publikationen auf diesem Gebiet an Aussagekraft, da die verwendeten Instrumente oft keine ausreichenden psychometrischen, testtheoretischen Gütekriterien (Reliabilität, Validität und Objektivität) aufweisen [18, 36] oder die Autoren kein klar definiertes Konzept von Lebensqualität beschreiben und begründen können (Tabelle 5.1). Veröffentlichungen dieser Art verhindern eine internationale Vergleichbarkeit von Ergebnissen und besitzen kaum wissenschaftliche Relevanz, da sie nicht replizierbar sind.

5.6
Lebensqualitätsforschung in der klinischen Praxis

Da Daten zur Lebensqualität von Patientinnen und Patienten nicht retrospektiv erhoben werden können, sind Studien zur Lebensqualität sorgfältig zu planen. Fehlende Daten sind meist auf organisatorische Unzulänglichkeiten zurückzuführen.

Neben organisatorischen Maßnahmen ist auch die Auswahl der Instrumente entscheidend, um die Datenerhebung in die klinische Routine zu integrieren.

Folgende Fragen sollten zunächst geklärt werden:

- Welche personellen und finanziellen Mittel stehen für ein Projekt zur Verfügung?
- Welcher zusätzliche Zeitaufwand ist den Mitarbeitern zumutbar?
- Wer ist für bestimmte Aufgaben verantwortlich (z.B. Verteilen der Fragebögen)?
- Sind die ausgewählten Verfahren praktikabel, reliabel und in der Praxis bereit erprobt?
- Wann und wie häufig sollen Fragebögen vorgegeben werden?
- Sollen Selbst- und Fremdeinschätzungen durchgeführt werden?

Für eine zuverlässige und ökonomische Erhebung von Lebensqualitätsdaten in klinischen Therapiestudien wurden unterschiedliche Ansätze erprobt.

Es sind dies:

- Telefoninterviews anhand standardisierter Fragebögen,
- Ausfüllen der Fragebögen zu Hause,
- Ausfüllen der Fragebögen in der Klinik, mit Unterstützung bei komplexeren Fragestellungen,
- Ausfüllen der Fragebögen in der Klinik mit Beschränkung auf einfache Fragebögen, die im Rahmen der klinischen Routine eingesetzt werden können.

Die verschiedenen Möglichkeiten der Datenerhebung können einen Einfluss auf die Patienten-Compliance und auf die Datenqualität (z.B. unvollständig ausgefüllte Fragebögen) haben [27]. Um Artefakte, die sich aus unterschiedlichen Möglichkeiten der Datengewinnung ergeben können, zu minimieren, ist eine Standardisierung der Untersuchungssituation anzustreben. Koller et al. [23] beschreiben die standardisierte Erfassung und Dokumentation der Lebensqualität im Rahmen einer chirurgischen Tumornachsorge.

5.7
Zusammenfassung

Der Begriff „Lebensqualität" wurde in der Onkologie in den letzten 20 Jahren eingeführt. International hat sich im Bereich der Lebensqualitätsforschung ein multidimensionaler Ansatz durchgesetzt. Die Einschätzung der Lebensqualität sollte primär durch Patienten/Patientinnen erfolgen. Für die Erfassung der Lebensqualität wird zwischen krankheitsunspezifischen und krankheitsspezifischen Instrumenten unterschieden. Diese können zur Bewertung unterschiedlicher Behandlungsmethoden, zur Verlaufsbeobachtung und als Hilfestellung bei Therapieentscheidungen eingesetzt werden.

Literatur

1. Andersen B (1993) Predicting sexual and psychologic morbidity and improving the quality of life for women with gynecologic cancer. Cancer 71: 1678–1690
2. Andersen B, Andersen B, dePosse C (1989) Controlled prospective longitudinal study of women with cancer. II. Psychological outcomes. J Consult Clin Psychol 57: 692–697
3. Bergler W, Juncker C, Hörmann K (1997) Die Messung der Lebensqualität bei Patienten mit Kopf-Hals-Tumoren. Onkologie 20: 261–264
4. Bergner M (1987) Development, testing, and use of the Sickness Impact Profile. In: Walker S, Rosser R (eds) Quality of life: assessment and application. MTP, Lancaster, p 79–94
5. Bjordal K, Ahlner-Elmqist M, Tollesson E, Jensen AB, Razavi D, Maher EJ, Kaasa S (1994) Development of a European Organization for Research and Treatment of Cancer (EORTC) questionnaire module to be used in quality of life assessments in head and neck cancer patients. Acta Oncol 33: 879–885
6. Bullinger M (1989) Forschungsinstrumente zur Erfassung der Lebensqualität bei Krebs – ein Überblick. In: Verres R, Hasenbring M (Hrsg) Psychosoziale Aspekte der Krebsforschung. Jahrbuch Medizinische Psychologie. Springer, Berlin Heidelberg New York Tokyo, S 45–57
7. Bullinger M (1995) German translation and psychometric testing of the SF-36 health survey: Preliminary results from the IQOLA project. Soc Sci Med 41: 1359–1366
8. Bullinger M (1997) Lebensqualitätsforschung. Bedeutung – Anforderung – Akzeptanz. Schattauer, Stuttgart
9. Carmines E, Zeller R (1979) Reliability and validity assessment. CA: Sage, Beverly Hills
10. Cella D, Tulsky D, Gray G et al. (1993) The functional assessment of cancer therapy scale: development and validation of the general measure. J Clin Oncol 11: 570–579
11. Clinch J (1996) The functional living index-cancer: Ten years later. In: Spilker B (ed) Quality of life and pharmacoeconomics in clinical trials, 2nd edn. Lippincott-Raven, Philadelphia New York; p 215–225
12. De Haes J, van Knippenberg F (1987) The quality of life of cancer patients: A review of the literature. Soc Sci Med 20: 809–817
13. Donovan K, Sanson-Fischer R, Redman S (1989) Measuring quality of life in cancer patients. J Clin Oncol 7: 959-968
14. Dropkin MJ (1989) Coping with disfigurement and dysfunction after head and neck cancer surgery: a conceptual framework. Sem Oncol Nurs 5: 213–219
15. Epstein A, Hall J, Tognetti J, Son L, Conant L (1989) Using proxies to evaluate quality of life. Can they provide valid information about patients' health status and satisfaction with medical care? Med Care 27: 91–98
16. Gelber R, Goldhirsch A, Castiglione M (for the Ludwig Breast Cancer Study Group) (1989) The duration of a life of quality should become the focus of „quality-of-life" studies. J Clin Oncol 7: 542–543
17. Gill TM, Feinstein AR (1994) A critical appraisal of the quality of quality-of-life measurements. JAMA 272: 619–626
18. Guyatt GH, Bombardier C, Tugwell PX (1986) Measuring disease-specific quality of life in clinical trials. CMAJ 134: 889–895
19. Guyatt GH, Veldhuyzen-van Zanten SJ, Feeny DH, Patrick DL (1989) Measuring quality of life in clinical trials: a taxonomy and review. Can Med Assoc J 140: 1441–1448
20. Hunt SM, McKenna, McEwen, Williams J, Papp E (1981) The Nottingham Health Profile: Subjective health status and medical consultations. Soc Sci Med 15A: 221–229
21. Hürny C (1991) Selbsteinschätzung von Lebensqualitätsvariablen bei Brustkrebspatientinnen unter adjuvanter Therapie. In: Schwarz R, Bernhard J, Flechtner H, Küchler T, Hürny C (Hrsg) Lebensqualität in der Onkologie. Zuckschwerdt, München Bern Wien, S 109–124
22. Kind P (1996) The EuroQoL Instrument: An index of health-related quality of life. In: Spilker B (ed) Quality of life and pharmacoeconomics in clinical trials, 2nd edn. Lippincott-Raven, Philadelphia New York, p 191–201
23. Koller M, Kussmann J, Lorenz W, Rothmund M (1995) Die Erfassung und Dokumentation der Lebensqualität nach Tumortherapie. In: Wagner G, Hermanek P (Hrsg) Organspezifische Tumordokumentation, Prinzipien und Verschlüsselungsanweisungen für Klinik und Praxis. Springer, Berlin Heidelberg New York Tokyo

24. Konsensuspapier zur Durchführung von Lebensqualitätserhebungen in onkologischen Therapiestudien (1992) In: Schwarz R, Bernhard J, Flechtner H, Küchler T, Hürny C (Hrsg) Lebensqualität in der Onkologie. Zuckschwerdt, München Bern Wien, S 145–149
25. Langius A, Bjorvell H, Lind MG (1994) Functional status and coping in patients with oral and pharyngeal cancer before and after surgery. Head Neck 16: 559–568
26. Lienert G (1961) Testaufbau und Testanalyse. Beltz, Weinheim
27. McHorney C, Kosinski M, Ware JJ (1994) Comparison of the costs and quality of norms for the SF-36 health survey collected by mail versus telephone interview: Results from a national survey. Med Care 32: 551-567
28. McKenna S, Hunt S, Thomas DB (1993) The development of a patient-completed index of distress from the Nottingham Health Profile: a new measure for use in cost-utility studies. Br J Med Econ 6: 13–24
29. Muthny F (1995) Möglichkeiten und Grenzen der Messbarkeit der Lebensqualität (LQ). In: Schwarz R, Bernhard J, Flechtner H, Küchler T, Hürny C (Hrsg) Lebensqualität in der Onkologie. Zuckschwerdt, München Bern Wien, S 51–70
30. Rogers SN, Fisher SE, Wooglar AJ (1999) A review of quality of life assessment inoral cancer. Int J Oral Maxillofac Surg 28: 99–117
31. Schipper H, Clinch J, McMurray A, Levitt M (1984) Measuring the quality of life of cancer patients: The functional living index-cancer: development and validation. J Clin Oncol 2: 472–483
32. Schwarz R, Bernhard J, Flechtner H, Hürny C, Küchler T (1994) Guidelines for the assessment of quality of life in oncology – implementing adequate methods and their content. J Cancer Res Clin Oncol 120: 691–692
33. Sherman AC, Simonton S, Adams DC, Vural E, Owens B, Hanna E (2000) Assessing quality of life in patients with head and neck cancer. Arch Otolaryngol Head Neck Surg 126: 459–467
34. Spilker B (1996) Quality of life and pharmacoeconomics in clinical trials, 2nd edn. Lippincott-Raven, Philadelphia New York
35. Spitzer WO, Dobson AJ, Hall J et al. (1981) Measuring the quality of life of cancer patients. A concise QL-index for use by physicians. J Chron Dis 34: 585-597
36. Staquet M, Berzon R, Osoba D, Machin D (1996) Guidelines for reporting results of quality of assessments in clinical trials. Qual Life Res 5: 496–502
37. Volmer T (1996) Lebensqualität und Qualität in der Medizin: Ökonomische Bedeutung und Nutzen eines neuen Beurteilungskriteriums. In: Petermann F (Hrsg) Lebensqualität und chronische Krankheit. Dustri, München, S 273–298
38. Ware J, Sherbourne C (1992) The MOS 36-item short-form health status survey (SF-36): Conceptual framework and item selection. Med Care 30: 473–483
39. Ware JE, Snow KK, Konsinski M, Gandek B (1993) SF-36 health survey manual and interpretation guide. New England Medical Center. The Health Institut. Nimrod, Boston
40. World Health Organisation (1946) Constitution. WHO, Genf

Innovationen in der modernen Hals-Nasen-Ohren-heilkunde – computerassistierte Chirurgie (CAS) Robotik und Telemedizin

6

P. K. PLINKERT und P. A. FEDERSPIL

HNO Praxis heute 22
E. Biesinger, H. Iro (Hrsg.)
© Springer-Verlag Berlin Heidelberg 2002

6.1
Robotik

6.1.1
Einleitung

Computer und Roboter sind aus dem Alltagsleben nicht mehr wegzudenken. In der Medizin werden Computer neben der Dokumentation und Qualitätssicherung heute auch in der operativen Medizin eingesetzt: Als computerassistierte Chirurgie (CAS) oder „image-guided surgery" (IGS) werden Computer zurzeit überwiegend zur Navigation und zur Datenübertragung verwendet. Die Domäne der Navigation in der Hals-Nasen-Ohrenheilkunde, Kopf- und Halschirurgie liegt heute in der Nasen- und Nasennebenhöhlenchirurgie bzw. der Chirurgie der Rhinobasis, aber mehr und mehr auch der Otobasis. Ein weiterer zukünftiger Einsatz der CAS in der HNO-Chirurgie im Sinne von Manipulatoren und Robotern ist im Wesentlichen an die Fortschritte in der modernen Sensorik gebunden [38, 39]. Als eine Untergattung der Manipulatoren könnten steuerbare Instrumente bezeichnet werden. Solche Werkzeuge sollen es dem Operateur ermöglichen, über einen minimal-invasiven Zugang auch komplizierte Operationen z. B. an der frontalen oder lateralen Schädelbasis durchzuführen.

Manipulatoren und Roboter verdanken ihr zunehmend größer werdendes Einsatzfeld in der Medizin ihren Eigenschaften wie Genauigkeit, fehlende Ermüdung und Schnelligkeit. Diese Charakteristika haben zu einer wachsenden Akzeptanz von Computern und Robotern für unterschiedliche Aufgaben in der Medizin geführt, sodass die moderne Medizinrobotik über den Status einer nackten Vision längst hinausgewachsen ist.

6.1.2
Navigation

Wir unterscheiden in Hinblick auf robotergestützte Eingriffe zwei Formen der Navigation:

- globale Navigation und
- lokale Navigation.

6.1.2.1
Globale Navigation

Bei der globalen Navigation wird ein dreidimensionaler CT- oder MRT-Bild-
datensatz als räumliches 1:1-Modell anhand von Markern („fiducials") oder cha-
rakteristischen Oberflächenstrukturen mit dem Patienten in Einklang gebracht
(referenziert). Ein Zeigeinstrument im Operationsfeld kann so relativ zum Bilddatensatz dargestellt werden. Zur Lagebestimmung des Zeigeinstrumentes im
Raum können verschiedene Methoden herangezogen werden (Tabelle 6.1).

Verschiedene Navigationssysteme werden bereits in den operativen Fächern
mit und ohne Roboter eingesetzt [48]. Innerhalb der HNO-Heilkunde, Kopf-
und Halschirurgie liegt ihr Hauptanwendungsgebiet bisher in der Nasennebenhöhlenchirurgie, sie werden jedoch auch zunehmend an der frontalen und lateralen Schädelbasis eingesetzt [14, 17, 19]. Während die Anfänge in mechanisch
geführten Systemen über einem starr verbundenen Gelenkarm lagen, werden
heute optische oder auch elektromagnetische Systeme benutzt. Optische Systeme
sind gegenwärtig am weitesten verbreitet (z. B. LandmarX von Medtronic Xomed,
VectorVision von BrainLab). Sie arbeiten in der Regel mit aktiven (LED) oder
passiven (Reflektoren) Markern, die im infraroten Bereich vom System detektiert werden. Zum einwandfreien Arbeiten dürfen diese Marker nicht verdeckt
sein. Ein elektromagnetisches System (z. B. InstraTrak von Vti, NEN von Nicolet
Biomedical) hat den Vorteil, dass es den Operateur weniger in seiner Bewe-
gungsfreiheit einschränkt, aber den Nachteil, dass es störanfällig gegenüber
elektromagnetischer Induktion durch Interaktion mit metallischen Objekten ist
[44]. Das NEN-System von Nicolet Biomedical erzeugt das elektromagnetische
Feld mit gepulstem Gleichstrom und soll deshalb weniger anfällig gegenüber
Induktionseinflüssen sein.

Tabelle 6.1. Navigationssysteme

Art	Hersteller	System
Mechanisch		
Elektromagnetisch	Compass Inc.	Compass
	Nicolet Biomedical	NEN
	Vti	InstraTrak
Optisch	BrainLab	VectorVision 2
	Elekta	Insight
	ISG	Viewing Wand
	Johnson & Johnson	Acustar
	Philips	Easy Guide
	Picker	Viewpoint
	Medtronic Xomed	LandmarX
	Stratec	Medivision
	VISTECH	VISLAN
	Zeiss	STN
Robotisch	Elekta/joyumarie	SurgiScope
	Zeiss	MKM

Sedlmaier et al. [44] ermitteln eine Navigationsgenauigkeit von 1,5 mm im Bereich des Keilbeins bei freier Kopfbewegung des Patienten und unter Verwendung von MRT-kompatiblen Titanspekula.

Ein Nachteil besteht jedoch heute noch darin, dass intraoperativ nicht zu erkennen ist, welcher Anteil der knöchernen Strukturen bereits entfernt wurde.

Sobald intraoperativ ein Fehler auftritt, beispielsweise durch Verschieben von Markern oder Verbiegen der Sonde, verliert die Navigation ihre Genauigkeit.

Eine verbogene Messsonde kann leicht erneut referenziert werden. Das Hauptproblem liegt allerdings im rechtzeitigen Erkennen eines solchen Fehlers. Die Veränderungen, die intraoperativ durch Abtragen oder Verschieben von Weich- oder Hartgewebe entstehen, lassen sich nur mit hohem Aufwand durch eine erneute intraoperative Bildgebung durch MRT bzw. CT in dem für die Navigation zugrunde gelegten Datenmaterial aktualisieren.

6.1.2.2
Lokale Navigation

Unter der lokalen Navigation verstehen wir Systeme, die ohne einen zuvor gewonnenen Bilddatensatz auskommen und online am Patienten referenziert werden. Der Roboter könnte über einen speziellen Algorithmus selbst sein Operationsgebiet in den ihm zugewiesenen Grenzen an beliebig vielen Punkten abtasten und damit eine taktile 3D-Oberflächenkarte erstellen. In einem weiteren Schritt würde an jedem Punkt zusätzlich ein Ultraschallscan durchgeführt werden. An geeigneten Stellen könnte im A-Mode auch die Knochendicke gemessen werden, sodass ein zusätzliches dreidimensionales Dickenprofil produziert wird. Die Roboteraktionen sollten dann alleine an diesem Modell ausgerichtet werden. Es erübrigt sich zu sagen, dass die lokale Navigation auch mit der globalen kombiniert werden kann, was eine noch genauere Navigation erlauben würde.

6.1.3
Sensoren

In der menschlichen Hand, die technisch gesprochen den Effektor des Operateurs darstellt, sind gleich mehrere „Sensoren" integriert. Mit dem Tastsinn, der sich bekanntermaßen verschiedener Sinneskörperchen bedient, können Härte, Dehnbarkeit bzw. Nachgiebigkeit und Oberflächenstruktur palpiert werden. Da in der Haut der Hand unzählige Sinneskörperchen untergebracht sind, kann zudem räumlich integriert und auch an tiefer gelegenen Stellen getastet werden. Zudem kann zeitlich integriert werden, sodass Pulsationen erkannt und beurteilt werden können.

Einen besonders wichtigen Schritt bei der rechnergestützten Chirurgie stellt demnach der Nachbau oder sogar die Erweiterung der menschlichen Sinnesfunktionen dar.

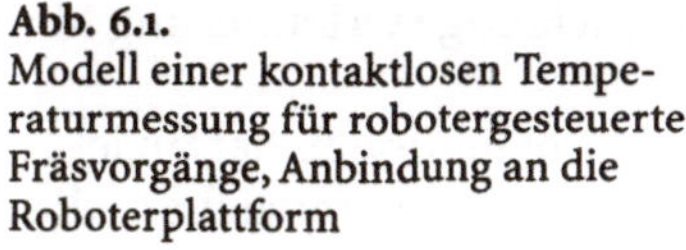

Abb. 6.1.
Modell einer kontaktlosen Temperaturmessung für robotergesteuerte Fräsvorgänge, Anbindung an die Roboterplattform

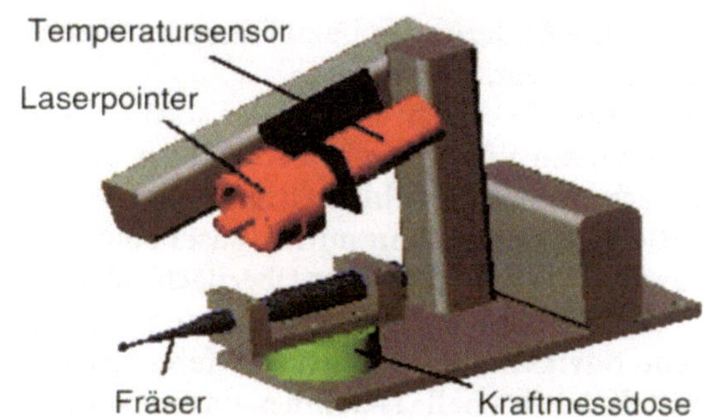

Mit einem vibrotaktilen Sensor („künstlicher Finger") ist es bereits möglich, durch die unterschiedliche Resonanzfrequenz zwischen normalem Weichgewebe, Knochen und Tumorgewebe zu unterscheiden [32, 33]. Kraftmessdosen können in den Manipulator- bzw. Roboterarm eingefügt werden und sowohl die statisch auftretenden Kräfte als auch die dynamischen Kraftmomente messen.

Besonders wichtig ist jedoch auch, dass über diesen Tastsinn die Aktionen des Effektors, also der Hand, rückgekoppelt werden, d. h., die aufgewendete Kraft wird genau dosiert. Delikate Strukturen können vorsichtiger behandelt werden als robuste.

Auch diese Rückkopplung an einen Roboter ist möglich. So kann z. B. die Vorschubgeschwindigkeit proportional (oder in einem beliebigen anderen Verhältnis) der gemessenen Kraft angepasst werden.

Als weitere Funktion ist der Temperatursinn in der Haut integriert. Sie spielt in der Regel für den Operateur, dem nur gelegentlich die Hitzeentwicklung durch die Hochfrequenzkaustik bewusst wird, eine untergeordnete Rolle. Für ein schonendes Operieren sind dagegen die Kenntnis und Begrenzung der thermischen Energie sehr wichtig. Das spielt insbesondere beim Fräsen an knöchernen Strukturen eine Rolle, weil die Osteozyten sehr sensibel auf Hitzeschäden reagieren.

Mit Thermosonden kann die Temperatur sogar berührungslos am Ort des Geschehens gemessen werden, d. h. dort, wo der Mensch dies nicht kann.

Über eine Rückkopplung kann entweder die Drehzahl des Fräsers angepasst oder die Kühlung erhöht werden. Somit wäre ein schonenderer Fräsvorgang als beim weitgehend unkontrollierten herkömmlichen Vorgehen möglich (Abb. 6.1).

Daneben spielt natürlich auch der Gesichtssinn eine wichtige Rolle. Die Farbe ist ein wichtiges Unterscheidungs- und Orientierungskriterium für den Operateur. Zwar kann die Farbe genau in der Wellenlänge des reflektierten Lichtes gemessen werden, die räumliche und zeitliche Integration zu einem Gesamtbild übersteigt jedoch heute noch herkömmliche Computersysteme. Immerhin könnte punktuell eine Unterscheidung zwischen verschiedenen Geweben anhand von Farbmessungen möglich sein.

Der Operateur benutzt ganz selbstverständlich auch seinen Hörsinn. Wenn auch das Perkutieren in der Hals-Nasen-Ohrenheilkunde, Kopf- und Halschirurgie kaum eine Rolle spielt, so ist das charakteristische Geräusch des Bohrers und seine Änderungen beim Fräsen am Knochen eine wichtige Orientierung für den Operateur.

Bisher gibt es kein System, das solche akustischen Informationen heranzieht. Dafür kann die Technik jedoch auch physikalische Medien heranziehen, die außerhalb des menschlichen Sinneskreises liegen.

Beispielsweise kann mittels Laser sowohl eine genaue Abstandsbestimmung durchgeführt als auch eine Oberfläche abgetastet werden.

Eine solche Oberflächenabtastung des Gesichts benutzen bereits verschiedene Navigationssysteme zur Referenzierung im Kopfbereich. Analog können mittels Ultraschall Tiefenmessungen vorgenommen oder sogar das gesamte Operationsgebiet, das zu diesem Zweck geflutet wird, abgetastet werden. An einem dabei erstellten 3D-Oberflächenprofil kann dann der Roboter referenziert werden.

6.1.4
Steuerbare Instrumente

Als eine Vorstufe zu Manipulatoren können steuerbare Instrumente bezeichnet werden. Gegenüber konventionellen Instrumenten, die in der Regel über 3–4 Freiheitsgrade verfügen, können steuerbare Instrumente 2 zusätzliche Freiheitsgrade bieten. Motor der Entwicklung solcher Instrumente war die laparoskopische Chirurgie. Einige Instrumente können jedoch für die Ansprüche der minimal-invasiven HNO-Chirurgie angepasst, d.h. miniaturisiert werden. Abb. 6.2 zeigt ein solches steuerbares Instrument, das in einem Multigelenk um ±180° gebogen und in der Funktionseinheit um ±360° rotiert werden kann.

Damit könnten z.B. weit lateral gelegene Anteile eines großen Sinus frontalis oder kaudale Anteile der Kieferhöhle auf endonasalem Weg leichter erreicht werden (s. Abb. 6.2).

Manipulatoren und Roboter benötigen ganz bestimmte, an sie angepasste Instrumente. Die für den Manipulator „da Vinci" entwickelten Endeffektoren EndoWrist mit 6 Freiheitsgraden sind nur ein Beispiel. Aber auch die Fräser müssen für Robotereingriffe hinsichtlich Halterung, Länge und seitlicher Abstützung angepasst werden (Abb. 6.3). Insbesondere hochtourige Fräser sind oft empfindlich gegenüber seitlich einwirkendem Druck. Dies spielt eine umso größere Rolle, als die Vorschubrichtung beim robotergestützten Eingriff häufig senkrecht zur Bohrerachse, d.h. nach lateral, gewählt wird.

Ein eigenes Kapitel ist ein integriertes automatisches Instrumentenwechslersystem, das zudem noch im sterilen Bereich arbeiten muss.

Abb. 6.2.
Steuerbares miniaturisiertes
Endoskop zur Nasenneben-
höhlenchirurgie

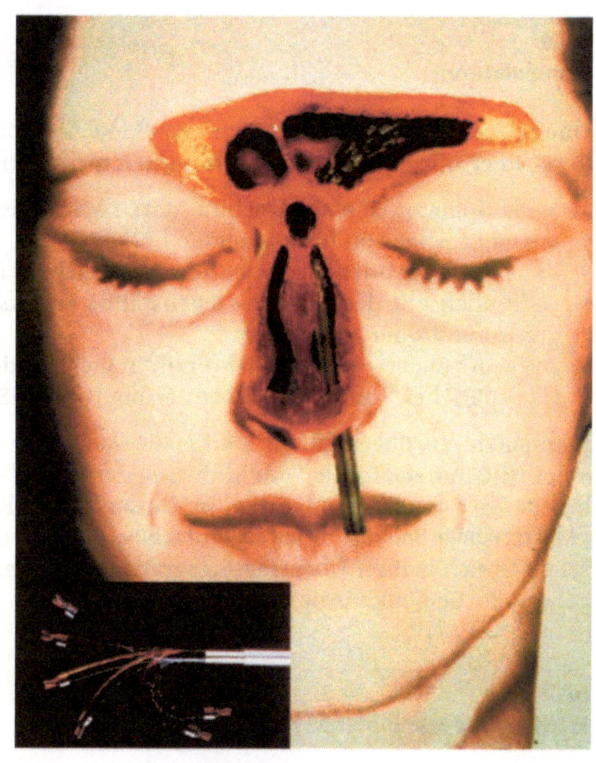

Abb. 6.3.
Manipulatorarm da Vinci mit 6 Freiheitsgraden

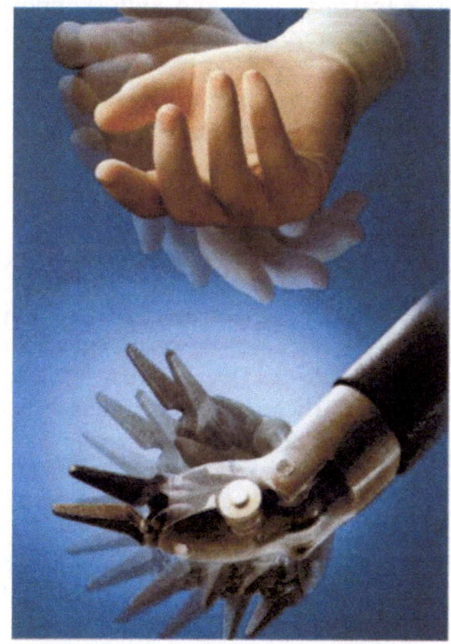

6.1.5
Manipulatoren

Häufig werden aus merkantilen Aspekten Manipulatoren auch als Roboter bezeichnet, obwohl das streng genommen nicht korrekt ist.

„Ein Manipulator ist eine Maschine, deren Mechanismus
- aus einer Folge von Komponenten besteht,
- durch Gelenke oder gegeneinander verschiebbar ist,
- verbunden mit dem Zweck, Gegenstände (Werkstücke oder Werkzeuge) zu greifen und/oder zu bewegen
- sowie normalerweise mit mehreren Freiheitsgraden ausgestattet ist" (Europäisches Komitee für Normierung [CEN]: ISO 8373:1996).

Manipulatoren übernehmen häufig die Aufgabe eines Assistenzsystems oder eines Hilfsmittels für die Durchführung des Eingriffs. Tatsächlich sind weltweit bereits über 500 Manipulatoren im Einsatz. In der Regel arbeiten sie nach dem „Master-slave-Prinzip" oder als einfaches Trägersystem [30] Die Systeme unterscheiden sich in ihrer Übertragungsart der Bewegungen des Operateurs am Eingabegerät (Bedienkonsole) auf ein auswechselbares Instrument (Endeffektor).

6.1.5.1
Mechanische Manipulatorsysteme

Ein Beispiel für ein mechanisches Manipulatorsystem ist FIPS, das fernsteuerbare Instrumenten- und Endoskoppositioniersystem des Forschungszentrums Karlsruhe und der Fa. Karl Storz (Tuttlingen, Deutschland). Die präzise Steuerung von FIPS erfolgt über einen speziellen Joystick, der an ein Arbeitsinstrument angeclippt werden kann. Das System besitzt außerdem eine integrierte Lifting-Einheit zum Anheben der Bauchdecke.

6.1.5.2
Elektronische Manipulatorsysteme

Im Gegensatz zu den mechanischen Systemen ist bei den elektronischen Systemen ein Rechner dazwischengeschaltet. Sie stehen zu jedem Zeitpunkt unter der Kontrolle des Operateurs.

Das natürliche Zittern der menschlichen Hand kann elektronisch durch einen Tremorfilter „gelöscht" werden.

Durch die computergestützte Übertragung können die Bewegungen in einem beliebigen Verhältnis auf die endoskopischen Instrumente übersetzt werden („Skalierung").

Der meistverkaufte Manipulator überhaupt ist das *AESOP*-System (*A*utomated *E*ndoscopic *S*ystem for *O*ptimal *P*ositioning; ComputerMotion, Goleta, USA). Es handelt sich dabei um eine einfache Umsetzung des Master-slave-

Prinzips in Form eines Trägersystems, das beispielsweise für die Führung von Endoskopen eingesetzt wird. Der Roboterarm hat 6 Freiheitsgrade. Gesteuert wird der AESOP über ein Spracheingabesystem. AESOP kann Bewegungen inkrementiell (z. B. „up", „down") oder kontinuierlich (z.B. „move up", „move down") durchführen, wobei Letztere mit dem Befehl „stop" beendet werden müssen. Drei Optikpositionen können gespeichert werden (z. B. „save one"). Der Roboter kann mit entsprechendem Befehl (z. B. „return one") aus jeder beliebigen Position in die gespeicherte Position zurückgefahren werden.

Neben der einfachen Kameraführung können Manipulatoren mit Instrumenten zu einem Gesamtsystem kombiniert werden. Eines der ersten Systeme dieser Art war das *ARTEMIS*-System (*Advanced Robot* and *Telemanipulation* System for *Minimally Invasive Surgery*), das am Forschungszentrum Karlsruhe in Zusammenarbeit mit der Sektion „Minimal Invasive Chirurgie" der Universitätskliniken Tübingen entwickelt wurde [6]. Das System besteht aus 2 Eingabegeräten, 2 Manipulatoren, einem Endoskopführungssystem, einer Spracheingabe und einer Tracking-Funktion [15]. Die Tracking-Funktion kann so eingerichtet werden, dass das Endoskop automatisch dem Effektor des rechten Manipulators folgt. Die Entwicklung von ARTEMIS wurde 1999 eingestellt.

Das System *ZEUS* der Fa. ComputerMotion (Goleta, USA) besteht im Prinzip aus 3 AESOP-Manipulatoren, wobei einer die sprachgesteuerte Kameraführung übernimmt und die beiden anderen Instrumente bedienen. Ihr Einsatzgebiet liegt primär in der laparoskopischen Chirurgie (Viszeralchirurgie, Gynäkologie, Urologie [7]), aber auch in der minimal-invasiven Herz-Thorax-Chirurgie. Bisher erfolgt die Kontrolle des Eingriffs über einen Bildschirm, also zweidimensional. Eine 3D-Darstellung wäre jedoch mit Stereoendoskopen möglich.

Das Einsatzgebiet des Systems *da Vinci* der Fa. Intuitive Surgical (Mountain View, CA, USA) liegt primär in der minimal-invasiven Herz-Thorax-Chirurgie [25]. Da Vinci kann jedoch auch in der laparoskopischen Chirurgie eingesetzt werden. Mit dem System ist eine komplett endoskopische Bypassoperation mit der A. thoracica interna zum Ramus interventricularis anterior der linken Koronararterie oder eine Mitralklappenrekonstruktion möglich [24]. Das System besteht aus einem 3D-Videoendoskop sowie 2 endoskopischen Instrumentenarmen (EndoWrist), die dem menschlichen Handgelenk nachempfunden sind und die Durchführung komplexer Aufgaben wie beispielsweise die einer chirurgischen Naht erleichtern.

Heute besteht auch die Möglichkeit, das Operationsmikroskop mit Hilfe eines integrierten Manipulators über ein Navigationssystem zu steuern, d. h., das Mikroskop wird vom integrierten Manipulator, wie beispielsweise dem *MKM-System* der Fa. Carl Zeiss, an die gewünschte Position geführt.

6.1.6
Roboter

Der Begriff „Roboter" wurde von Karel Čapek in seinem 1921 uraufgeführten Drama „R. U. R." („Rossum's universal robots") geprägt. Er leitet sich vom tschechischen Wort „robota" mit der Bedeutung „Fronarbeit" ab und bezeichnet einen „rastlos arbeitenden künstlichen Menschen" [42]. Seitdem werden unter Robotern im allgemeinen Sprachgebrauch anthropomorphe Maschinen verstanden. Dagegen sind die Roboter, die heute in der operativen Medizin eingesetzt werden, nicht anthropomorph, sondern gleichen eher Industrierobotern von der automatisierten Fahrzeugfertigung.

Dementsprechend nüchtern ist die Definition eines Industrieroboters (ISO 8373: 1996):

„Ein Roboter ist ein
- automatisch gesteuerter
- frei programmierbarer
- Mehrzweckmanipulator,
- der in drei oder mehr Achsen programmierbar ist und (…)
- entweder an einem festen Ort oder beweglich angeordnet sein kann."

Das Grundelement eines Roboters ist demnach ein Manipulator. Alle bekannten Systeme übernehmen im Verlauf der Operation nur einen begrenzten Teil der Aufgaben. Für diesen Vorgang sind die Systeme frei programmierbar. Obwohl der erste Einsatz eines Operationsroboters („Puma 560") am Menschen 1991 eine transurethrale Prostataresektion war [8], liegt die Domäne der Operationsroboter heute in Fräsarbeiten an knöchernen Strukturen.

Bei Weichteileingriffen kommt es stets zu unvorhersehbaren Veränderungen („tissue shift"). Nur im Skelettsystem wirken sich Fräsarbeiten des Roboters in berechenbarer Weise aus.

Am 7.11.1992 wurde erstmals ein Knocheneingriff am Menschen mit einem Roboter durchgeführt. Es handelte sich dabei um einen Roboter der Fa. Integrated Surgical Systems (Davis, Kalifornien), der unter dem Namen ROBODOC auf den Markt gebracht wurde [2]. Nach Herstellerangaben sind weltweit derzeit 40 ROBODOC-Systeme im Einsatz. Während das System in Deutschland bereits zugelassen ist, liegt die Genehmigung durch die US-amerikanische Zulassungsbehörde FDA für die USA noch nicht vor.

Bei der herkömmlichen Handausfräsung des Femurknochens sind Distanzen zwischen Knochen und Implantat von 1 mm regelhaft zu beobachten.

Mit ROBODOC kann dagegen ein optimaler Prothesen-Knochen-Kontakt von mehr als 90 % erreicht werden, sodass daraus eine hohe mechanische Primär- und Sekundärstabilität durch Anwachsen des Knochens an die Prothese resultiert.

Im Gegensatz zu 6–24 % intraoperativer Frakturen bei der herkömmlichen manuellen Operationstechnik sind nach Herstellerangaben in über 6000 Fällen mit dem ROBODOC-System noch keine intraoperativen Frakturen aufgetreten.

Langzeitergebnisse stehen jedoch noch aus. Nach Beendigung des Fräsens wird der Roboter vom Operationstisch entfernt und die Prothese implantiert [27]. In Kürze sollen weitere klinische Anwendungen wie das Planen und Fräsen des Azetabulums, Umstellungsosteotomien, Knieendoprothesen und Revisionen möglich sein.

Das System *CASPAR* (*Computer Assisted Surgical Planning and Robotics*) basiert auf einem Stäubli-Industrieroboter und wird aktuell von der Fa. U.R.S.[ortho]

(Schwerin/Rastatt, Deutschland) mit neuer Software ausgestattet und weiterentwickelt. Der Roboter besitzt 6 Gelenke, die ihm die Freiheitsgrade des menschlichen Armes verleihen. Auch dieses System verfügt über eine eigene 3D-Planungsstation. Die Präzision der Planung liegt ebenfalls im Zehntelmillimeterbereich. CASPAR benutzt Markerschrauben, die vor dem Planungs-CT in Lokalanästhesie gesetzt werden.

Die Genauigkeit für den Ersatz des vorderen Kreuzbandes liegen im Bereich von 0,5 – 0,8 mm [28].

Bereits umgesetzte klinische Anwendungen sind das Ausfräsen des Schaftlagers bei Hüftprothesenimplantation und der Ersatz des vorderen Kreuzbandes [28]. In der Planung befindliche Applikationen sind Knieendoprothesen, das Setzen von Pedikelschrauben, Schulterprothesenimplantation, Umstellungsosteotomien und Revisionen.

Evolution 1 ist ein Hexapod-Roboter [47] der Fa. U. R. S. (Schwerin, Deutschland). Die Parallelkinematik des Hexapod mit 6 Freiheitsgraden hat sich in der Industrie bei Anwendungen bewährt, bei denen es besonders auf Steifigkeit, Traglast und Präzision ankommt, wie z. B. in der Astronomie oder bei der Flugsimulation. Der Hexapod-Roboter ist lediglich 50 cm hoch, er ist also wesentlich kleiner als andere Industrieroboter. Bei einer Traglast von bis zu 25 kg wird dennoch eine Präzision unter 100 μm erreicht. Die Wiederholungsgenauigkeit liegt unter 10 μm. Evolution 1 wird auf einer mobilen, von Röntgengeräten abgeleiteten Knickarmkinematik vorpositioniert. Der eigentliche Arbeitsraum des Hexapod selbst beträgt 100 × 100 × 25 mm bei 15° Rotation. Der Roboter ist außerdem um eine 7. angetriebene Achse erweitert (Hexapod Z). An eine universelle Instrumentenschnittstelle können Knochenfräsen, Endoskope und Führungshülsen angeschlossen werden. Evolution 1 ist für die Neuroendoskopie mit Joystick-Steuerung [46] zertifiziert.

Im Surgical Robotics Lab der Charité wird ein geführtes, „interaktives" Robotersystem *OTTO* auf der Basis des SurgiScope (Elekta/joyumarie) erarbeitet, das bereits bei der Implantation von Kathetern zur Brachytherapie und der Implantation von Titanschrauben für die chirurgische Epithetik erprobt wurde [21, 22]. Dabei wird die eigentliche Bohrarbeit vom Operateur ausgeführt, der Roboter „merkt" sich jedoch Position und Achse der Instrumente. Es handelt sich hierbei um ein Unterstützungssystem, das Operationsinstrumente trägt, leitet und bewegt, ohne eigenständig invasive Maßnahmen durchzuführen. Der Roboter kann z. B. den Bewegungsspielraum, der dem Chirurgen zur Verfügung steht, in gewünschter Weise einschränken.

6.1.6.1
Operationsplanung und Referenzierung

An einem präoperativ erhobenen CT-Bilddatensatz kann die Operationsplanung vorgenommen werden. Ein solches *Planungssystem*, (z. B. Orthodoc) liest die CT-Daten ein und stellt sie als 3D-Bilder auf dem Grafikmonitor dar. Neben einer konventionellen Darstellungsweise können die Knochendichten unter Ausblendung der Weichteilstrukturen farbig angezeigt werden. Auf dem Bildschirm kann jetzt beispielsweise eine Hüftendoprothese aus einer Implantatdatenbank („computer-aided design", CAD) ausgewählt und positioniert werden.

Vor Beginn der Operation sind die Herstellung und Erhaltung eines räumlichen Bezugs zwischen Roboter, Patienten und virtuellen Planungsdaten erforderlich („*Referenzierung*"). Diese geschieht zum Beispiel durch das Vermessen von Markern mit einem robotergetragenen Instrument oder einem Positionsmesssystem. Diese Marker können kleine Knochenschrauben oder kleine Scheiben sein, die auf die Haut aufgeklebt werden. Seit kurzem können auch anatomische Landmarken genutzt werden, sodass die Notwendigkeit des Einsatzes von Knochenschrauben entfällt (Pinless-Verfahren; [2]). Hierbei werden intraoperativ 20–30 Punkte auf der Knochenoberfläche berührt und daraus ein Oberflächenmodell berechnet, das mit dem präoperativen Modell in räumliche Übereinstimmung gebracht wird.

6.1.7
Medizinischer Nutzen

Roboter bieten für die operative Medizin eine Reihe von Vorteilen: Sie zeichnen sich durch eine konstante Arbeitsleistung aus, ihr Verhalten ist unabhängig von mentalen Einflüssen reproduzierbar und protokollierbar, sie führen Bewegungen mit sehr hoher räumlicher und zeitlicher Präzision aus und können aus der Ferne bedient werden.

6.1.7.1
Verbesserung der Qualität

Aufgrund der sehr hohen Präzision lässt sich beispielsweise die Femurkavität für Hüftprothesen von einem Roboter mit einer Passgenauigkeit von über 90 % ausfräsen. Diese Eigenschaft kann auch für andere Implantate wie Kochleaimplantate oder implantierbare Hörsysteme ausgenutzt werden.

6.1.7.2
Assistenzfunktionen

Eine konzentrationszehrende und ermüdende Tätigkeit wie etwa das Halten und Nachführen eines Endoskops in der laparoskopischen Chirurgie, die oft in belastender Körperhaltung ausgeführt werden muss, kann von robotischen Systemen übernommen werden. Darüber hinaus wird eine unbeabsichtigte Rotation des Endoskops vermieden, die zu einem Abkippen des wahrgenommenen Horizonts führen würde, sodass Orientierungsschwierigkeiten und Fehlpositionierungen reduziert werden [26].

6.1.7.3
Durchführung von Operationen, die manuell nicht möglich sind

Bestimmte operative Eingriffe in Mikrostrukturen wie z. B. die Anlage eines Mikrosystems zur Applikation von Medikamenten oder Wachstumsfaktoren in das Innenohr wären mit Roboterunterstützung denkbar.

Analog könnten gezielt Stoffe oder einzelne Neuronen an bestimmten Stellen in das Gehirn implantiert oder bestimmte Eingriffe an der Retina durchgeführt werden.

Eine andere bestechende Möglichkeit wäre eine Raumforderung der Schädelbasis nicht über den üblichen, großen Zugangsweg, sondern minimal-invasiv endoskopisch über einen sehr kleinen, möglicherweise sogar gewundenen Bohrkanal zu entfernen, der vom Roboter mit entsprechendem Navigationssystem nach vorheriger virtueller Operationsplanung und -simulation angelegt wird. Miniaturisierte autonome Robotersysteme könnten Eingriffe im Gastrointestinaltrakt durchführen [13].

6.1.7.4
Reduktion der Operationszeit

Ein Anwendungsziel von Robotern in der operativen Medizin ist die Verkürzung von Operationszeiten und damit der Belastung des Patienten durch die schnellere Ausführung eines Operationsschrittes, wie beispielsweise dem Ausfräsen einer knöchernen Kavität. Leider benötigt das Set-up des Systems heute noch eine gewisse Mehrzeit, sodass die gesamte Operationszeit bei einem Ersteingriff zum gegenwärtigen Zeitpunkt verlängert wird.

Der Zeitbedarf für den Systemaufbau kann jedoch im Sinne einer Lernkurve minimiert werden.

Bei einem Revisionseingriff ist die Operationszeit dagegen mit dem Roboter verkürzt [2]. Außerdem sind die technischen Möglichkeiten für eine schnellere Referenzierung der Robotersysteme, beispielsweise durch automatische oszillierende Laserabtastung, noch nicht ausgeschöpft.

6.1.8
Ausblick für die Hals-Nasen-Ohrenheilkunde, Kopf- und Halschirurgie

Manipulatorsysteme wären analog zur laparoskopischen Chirurgie theoretisch für endonasale Eingriffe im Nasennebenhöhlensystem denkbar. Hierzu wäre jedoch eine Miniaturisierung der Effektoren erforderlich. Dennoch ist die endonasale Nasennebenhöhlenoperation bei entsprechender Weiterentwicklung von steuerbaren Instrumenten [6, 31] und einer Sensorik, die online einen 3D-Scan der Nasenhaupthöhle liefert, eine Vision zukünftiger robotergestützter minimal-invasiver Eingriffe.

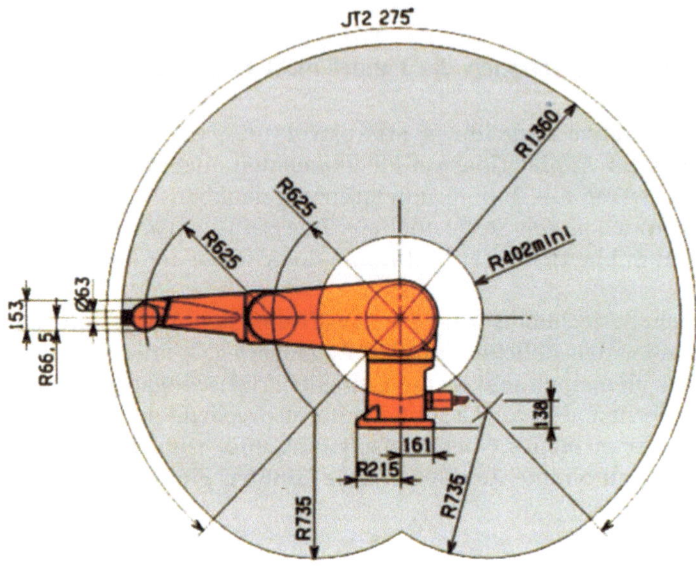

Abb. 6.4. Gelenkarmroboter RX 130

An der Universität Bristol befindet sich ein Mikrobohrsystem für die Stapedotomie im Experimentierstadium [1, 4].

Das System misst ständig Drehmoment und Bohrervorschub, sodass aus diesen Daten der Durchbruch der Fußplatte detektiert werden kann.

Gleichzeitig ist der Bohrervorschub begrenzt, um die Innenohrstrukturen nicht zu verletzen. Ob dieser Ansatz weiter verfolgenswert ist, ist aufgrund der Existenz einer erfolgreichen klassischen Operationsmethode und auch neuer berührungsfreier Perforationsmethoden wie dem Laser eher skeptisch zu beurteilen.

Die Roboteranwendungen in der HNO-Heilkunde, Kopf- und Halschirurgie stehen bisher erst am Anfang. In grundlegenden Experimenten am anatomischen Präparat wurden bereits die bei robotergestützten Fräsarbeiten an Schädelkalotte und Mastoid auftretenden Kräfte, Momente und Temperaturen erhoben, sodass optimierte Fräsparameter (Vorschub, Drehzahl, Fräsbahnen) bestimmt werden konnten [38]. In einem zweiten Schritt wurden diese optimierten Parameter zur Ausfräsung eines Implantatlagers für ein implantierbares Hörgerät und ein Kochleaimplantat mit einem Stäubli-Industrieroboter RX130 benutzt (Abb. 6.4). Dazu wurde eine Software zur Bahnplanung implementiert (Abb. 6.5 und Abb. 6.6). Die Steuerung des Fräservorschubs erfolgte kraftrückgekoppelt, sodass der Roboter den Fräser bei geringem Widerstand entsprechend schnell führte, bei höherem Widerstand dagegen gebremst wurde. Die Kraftrückkopplung erfolgte dabei proportional (P-Regler; [39]).

Als nächster Schritt ist die Durchführung einer robotergestützten Mastoidektomie geplant. Von dort aus sind weitere robotergestützte Operationen an

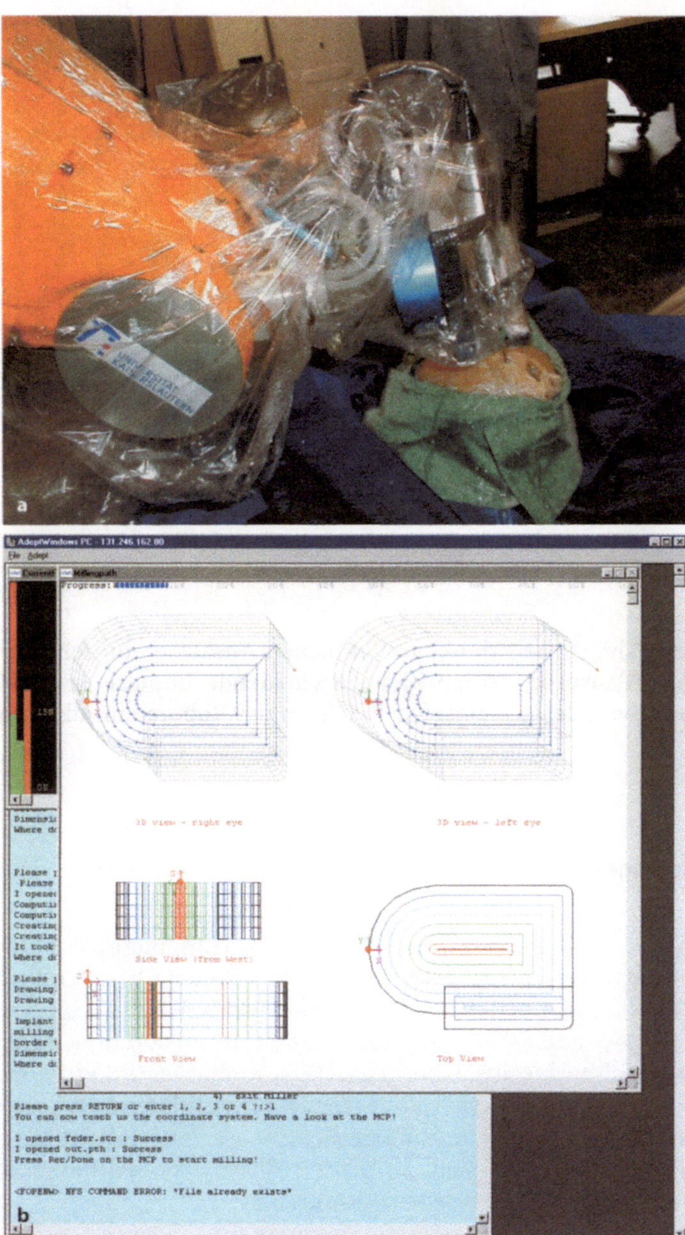

Abb. 6.5. **a** Gelenkarmroboter Stäubli RX 130 beim experimentellen Ausfräsen eines Implantatlagers; **b** eingeblendeter Bahnplaner

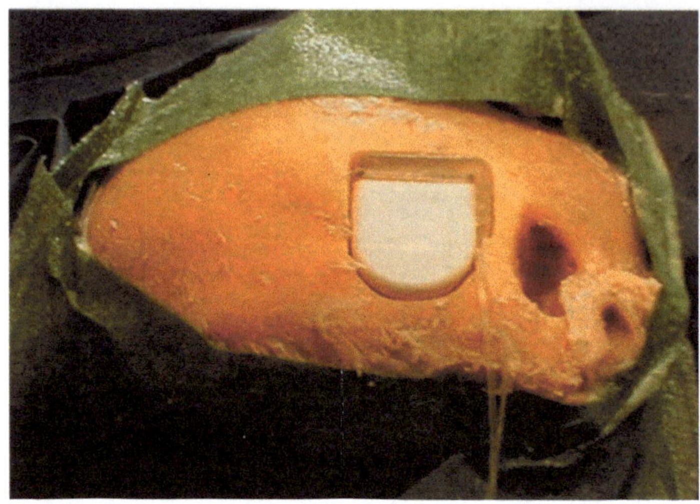

Abb. 6.6. Ausgefrästes Implantatlager am Felsenbeinpräparat mit exakt gelagertem Implantat

der lateralen Schädelbasis denkbar. Von neuen Ansätzen aus dem Bereich der multimodalen Sensorik werden hier entscheidende Impulse erwartet, sodass diese Eingriffe von der gesteigerten Präzision des Robotereinsatzes profitieren könnten.

6.1.9
Schlussfolgerungen

Der Einsatz von Computern ist im Rahmen der computerassistierten Chirurgie (CAS) bzw. der „image-guided surgery" (IGS) bereits fester Bestandteil der Hals-Nasen-Ohrenheilkunde, Kopf- und Halschirurgie geworden. Roboter und Manipulatoren sind über das Stadium der Vision hinausgewachsen und bereits im Routineeinsatz anderer chirurgischer Fachdisziplinen. Nach Miniaturisierung von Manipulatoren könnten diese in der endonasalen Chirurgie der Nasennebenhöhlen und der Rhinobasis Verwendung finden. Von der hohen Präzision wird voraussichtlich insbesondere die robotergestützte Chirurgie der lateralen Schädelbasis profitieren.

6.2
Telemedizin

6.2.1
Einleitung

Neue Datenübertragungstechniken ermöglichen heutzutage einen schnellen Zugriff auf Informationsmaterial jeder Art. Betrachtet man allein die Entwicklung des Internets mit seiner jährlichen Zuwachsrate von 100 % und mittlerweile mehr als 15 Millionen angeschlossenen Haushalten, so zeigt dies weltweit eine zunehmende Akzeptanz von neuen Informationstechnologien, was sich auch auf die in den letzten Jahren deutlich günstigere Preisentwicklung für Hard- und Software auswirkt [5].

Im medizinischen Sektor findet die Telemedizin mittlerweile in vielfältiger Weise in allen Fachbereichen Verwendung. Alle Anwender nutzen sie im Sinne einer Kombination aus *Tele*kommunikationstechnik und Infor*matik*, also als *Telematik* (Abb. 6.7; [10]). Der Begriff Telemedizin ist synonym zum Begriff Gesundheitstelematik zu werten. Hierbei steht die Übermittlung von digitalisierten patientenbezogenen Daten über eine relevante Distanz an einen kompetent beurteilenden Empfänger im Mittelpunkt des Interesses.

Die zunehmende Spezialisierung innerhalb der einzelnen medizinischen Fachrichtungen bedingt eine Wissenskonzentration, die in der Regel an den Ort

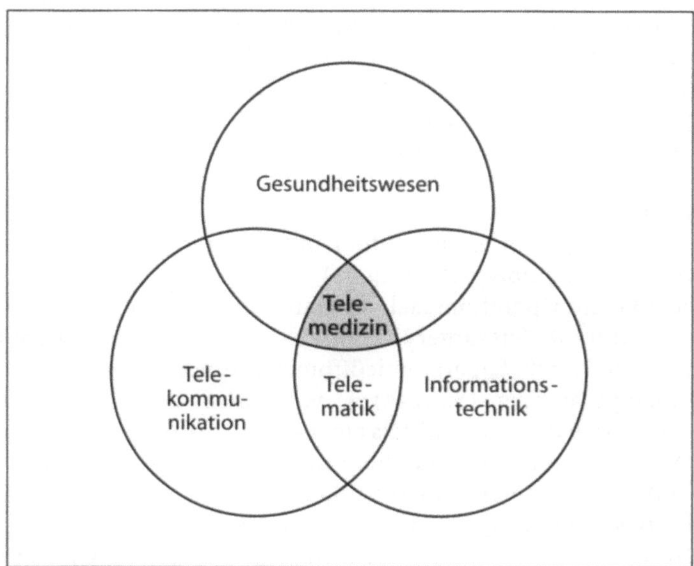

Abb. 6.7. Die Telemedizin steht als Verbindungsglied zwischen den Bereichen Gesundheitswesen, Telekommunikation und Informatik. Telematik ist ein Kunstwort aus Telekommunikation und Informatik

der jeweiligen Spezialisten gebunden ist und somit deren ubiquitäre Verfügbarkeit begrenzt. Dies bedeutet, dass entweder der Patient oder das Ergebnis der anderenorts durchgeführten Diagnostik für die Beurteilung, eventuell sogar für die Therapie zum entsprechenden Spezialisten gebracht werden muss. Bei mangelhaften Transportmöglichkeiten oder eventueller Transportunfähigkeit des Patienten muss nun ein Kompromiss zwischen optimaler Versorgung und dem vor Ort Realisierbaren getroffen werden. In urbanen Regionen stellt dieses Szenario aufgrund guter Transportmöglichkeiten (Hubschrauber) und exzellenter intensivmedizinischer Kenntnisse, die einen Transport des Patienten zumeist ermöglichen, zum Glück eine Seltenheit dar. Es bedarf jedoch der Organisation, die zumeist mit großem Personal- und Kostenaufwand verbunden ist. In manchen Fällen stellt sich dann erst am Zielort heraus, dass der Transport aus diversen Gründen sogar hätte vermieden werden können.

Aus zahlreichen Untersuchungen geht hervor, dass bei der Nutzung der heutigen Telekommunikationsnetze ein frühzeitiger Erstkontakt zu dem Patienten solche Abläufe überflüssig machen kann und eine gezieltere Patientenbehandlung ermöglicht [3, 9, 12, 41, 45].

Rechnet man die Anschaffungs- und Unterhaltskosten für telemedizinische Applikationen gegen die Transportkosten für eine ambulante Untersuchung auf, so stellt man eine Kostensenkung fest, sodass hier ein erhebliches Einsparpotential für die Krankenkassen möglich wäre [18].

Die nicht geregelten Abrechnungsleistungen für telemedizinische Applikationen wirken sich bislang eher hemmend auf eine raschere Verbreitung dieser Technologien aus.

Heutzutage besteht die Möglichkeit, mittels der geeigneten Telekommunikationsform alle gewünschten Datenarten zu übermitteln. Die Anschaffungskosten hierfür steigen proportional mit der Vielfältigkeit der Nutzungsmöglichkeiten. Am Ende der Kostenspirale ermöglichen die entsprechende Hard- und Software eine bidirektionale Echtzeitübertragung aller Daten, falls gewünscht sogar telechirurgischer Art. In diesem Fall behandelt ein Operateur über eine unterschiedlich weite Distanz mittels eines Telemanipulators einen anderenorts lokalisierten Patienten.

So gelang am 5.09.2001 erstmals die Durchführung einer transatlantischen Cholezystektomie („Lindberg-Operation").

Der Patient lag im Operationssaal der Universität Straßburg, Abteilung EITS (European Institut of Telesurgery, Frankreich). Dort waren Endoskop und Arbeitswerkzeuge durch Laparatomieöffnungen eingebracht und mit jeweils einem Telemanipulatorarm (Slave-Arm) verbunden. Über ein Datenübertragungssystem wurden die Daten mittels einer transatlantischen Kabelverbindung nach New York zu Prof. Marescaux übermittelt. Er erhielt in Echtzeit die vom Endoskop mit einer Kamera erfassten digitalen Bilddaten des Operationssitus. Mit zwei Joysticks war er in der Lage, von New York aus die Telemanipulatoren zu führen, d.h., er verschaffte sich mit dem Endoskop eine Übersicht über das Operationsgebiet, mit dem anderen Arm konnte er die Operationswerkzeuge bedienen. Es gelang eine endoskopische Cholezystektomie, ohne dass das in Straßburg befindliche Notfallteam eingreifen musste [23].

6.2.2
Auswahl der Übertragungssysteme

Für das Gelingen jeglicher Datenübermittlung ist die Wahl des entsprechenden Übertragungsmediums wesentlich. Die im Folgenden aufgeführten Punkte sollten am Anfang jeder Bedarfsplanung stehen:

1. Welche Art von Information gilt es zu versenden – Berichte, Labordaten, Standbildmaterial, Videosequenzen mit oder ohne Tonübertragung?
2. Wird immer nur eine Form von Datenmaterial übertragen (z.B. Labordaten) oder müssen eventuell verschiedene Formen (z.B. Röntgenbefunde und Stroboskopievideo) bzw. deren Kombination gesendet werden?
3. Ist es nötig, ohne Zeitverzögerung, sprich „online", zu übertragen – und wenn ja, ist dies nur in eine oder sogar in beide Richtungen notwendig?
4. Muss diese Information nur einem oder mehreren Empfängern zugänglich sein?
5. Nutzen eine Person oder mehrere das Datenübertragungssystem und bleibt es in einer festen Lokalisation oder sollte es mobil sein?
6. Welche Datenübertragungsleitungen stehen bereits zur Verfügung (Telefonleitung, eine oder mehrere ISDN-Leitungen, Breitbandkabel, z.B. Glasfaserkabel) und können eventuell neue Leitungen mit dem vorhandenen System verbunden werden?
7. Besteht bereits ein vorhandenes System (z.B. eine lokale Netzwerkverbindung [Intranet]) und wenn ja, mit welcher Datenübertragungskapazität? Möchte man das neue System hier anschließen?
8. Muss der Sender/Empfänger die Daten bearbeiten und diese bearbeiteten Daten wieder an den oder eventuell mehrere Sender/Empfänger zurückschicken?
9. In welchem Umfang werden Daten gesendet oder empfangen, d.h., welcher Speicherbedarf (Arbeits- und Festspeicher) ist notwendig?
10. Sollen die Daten einem Archivsystem zugeführt werden?
11. Wird auch in Zukunft das zu übertragende Material identisch bleiben (z.B. handschriftlicher Befund) oder wird eventuell durch neue Richtlinien, etwa Dokumentationsanforderungen, die Übertragung von Material anderer Art (z.B. Videoaufnahme des Stroboskopiebefundes) nötig werden?
12. Bedarf es des Datenschutzes?

6.2.3
Spektrum telemedizinischer Anwendungen in verschiedenen Fachdisziplinen

Im Prinzip ist es möglich, mit jedem der Übertragungssysteme audiovisuelle Information zu übertragen. Entscheidend ist jedoch, ob die Information *synchron* oder *asynchron* übertragen werden soll. Bei der asynchronen Übertragung wird die audiovisuelle Information beim Empfänger z.B. auf einem Videorecorder gespeichert und zeitunabhängig bearbeitet. Es ist somit in gewissem Maße irrelevant, welchen Zeitraum die Transformation der Daten in Anspruch nimmt. Der Anwender kann nach Datensicherung das Datenmaterial (z. B. Befunde, Audiogramme, Röntgenaufnahmen) nach seinem Zeitplan befunden. In diesem Zusammenhang sind auch Begriffe wie *Teleressourcing* (Patientendatenarchivierung) oder *Teleteaching* (z. B. Lehrarchive wie www.medicstream.de) zu erwähnen [20]. In den letzten Jahren zeigt sich hier eine boomartige Entwicklung. Dies ist im Wesentlichen durch die zunehmende Akzeptanz und Ausbreitung des Internets und eine Kapazitätssteigerung der Datennetze, wie Verbreitung des ISDN-Netzes (Integrated Services Digital Network) und Einführung des ADSL-Netzes (Asymmetric Digital Subscriber Line) bedingt.

Bei der *synchronen* Übertragung wird die Information zeitgleich zu ihrer Entstehung bearbeitet. Ein typisches Beispiel ist die *Telekonsultation* [3]. Hier wird, neben dem üblichen verbalen Gedankenaustausch, Bildmaterial (Röntgenaufnahmen, intraoperative Endoskopiebefunde u. a.) vom Spezialisten unmittelbar beurteilt und in der kollegialen Diskussion, eventuell auch mit dem Patient, zur Diagnose und zum Therapieentscheid genutzt. Die Telekonsultation ist bislang noch die am weitesten verbreitete Form der Telemedizin und findet ihre Anwendung in zahlreichen Disziplinen. Hier sind die Begriffe *Teleradiologie, Telepathologie, Teledermatologie* und *Telegynäkologie* zu erwähnen. Sind bei solchen Übertragungen mehrere Spezialisten und/oder Weiterbildungsassistenten im Rahmen einer Tagung über audiovisuelle Telekommunikationsmedien in Kontakt, so spricht man von *Telekonferenzen/Videokonferenzen*. Als weitere Formen sind die *Telechirurgie, Telemanipulation und Telerobotik* zu nennen. Hierbei greift der Empfänger interaktiv in den Untersuchungs- oder Operationsvorgang der Senderseite ein, d. h., er steuert von seiner Position aus Abläufe auf der Senderseite, z. B. ein Mikroskop, Endoskop oder sogar nach dem Master-slave-Prinzip Operationsinstrumente (s. oben; [23, 35, 37, 43]).

6.2.4
Grundlagen

6.2.4.1
Prinzip

Die Datenübertragung funktioniert bei allen Systemen mit Hilfe eines so genannten „*CODEC*". Die digitalen Daten werden über eine Schnittstelle nach extern auf das jeweilige Medium übertragen, d. h., zwischen den am Ort produzierten und aufgenommenen audiovisuellen Daten (Röntgenbilder, Videokamera, Mikrofon) steht ein *Encoder* integriert in ein Videokonferenzsystem, Computer (PC) oder „cell stack" bei ATM-Übermittlung, der die Daten kodiert und in ein Netzwerk einspeist. An der Empfängerseite wird mit einem *Decoder* die Information wieder zurücktransformiert.

6.2.4.2
Übertragungsmedien

Während früher die Übertragung audiovisueller Daten drahtlos über konventionelle Richtfunkantennen erfolgte, sind heutzutage die Kabelverbindung oder Satellitenübertragung Standard und garantieren zumeist einen störungsfreien Empfang.

Die Einführung digitaler Netzwerktechniken hat in den letzten Jahren die Übertragung wesentlich verändert und ist nunmehr über verschiedene Übertragungsmedien möglich (Tabelle 6.2).

6.2.4.3
Videocodecs – ISDN-basierende Systeme – Standards

Die Güte einer Übertragungstechnologie hängt im Wesentlichen davon ab, inwiefern die audiovisuelle Empfangswiedergabe der Ausgangsinformation entspricht. Ausschlaggebend hierfür ist die Art des *„CODEC"* und die Kapazität der Datenleitung (s. Tabelle 6.2). Bei digitaler Übertragung sind also die Übertragungsraten (bit/s) der Videocodecs, die jeweiligen Datenleitungen, in die der Sender einspeist, und die Dekodierungsleistung des Empfängers maßgeblich. Bei so genannten „ISDN-basierenden Videokonferenzsystemen" (Videocodecs) können *Hardwarelösungen* von *Softwarelösungen* unterschieden werden.

Bei den *Hardwarelösungen*, den so genannten *„stand alone systems"*, erfolgt die Kommunikation zwischen zwei kompatiblen Geräten. Je nach Qualitätsanspruch wird das Videokonferenzsystem an einer bis maximal 30 ISDN-Leitungen angeschlossen und jeder Leitung wird eine Telefonnummer zugeordnet. Der Verbindungsaufbau kommt dadurch zustande, dass wie bei einem Telefonat eine Rufnummer angewählt wird, der Aufbau weiterer Verbindungen erfolgt automatisch. Damit eine Kompatibilität der Endgeräte ermöglicht wird, einigte man sich für die Stand-alone-Videokonferenzsysteme auf einen bestimmten Standard, H.320, der die Art der Datenverarbeitung, also das Protokoll, festlegt. Diese Systeme haben heutzutage eine große Übertragungsleistung und ermöglichen bei entsprechender Anbindung an ausreichend viele ISDN-Leitungen (3) quasi eine bidirektionale Echtzeitübertragung.

Bei der *Softwarelösung*, den *„PC-basierenden Systemen"*, erfolgt die Kommunikation zwischen zwei Computern. Diese sind mit einer ISDN-Karte und mit einer besondere Software sowie Zusatzgeräten (Digitalkamera auf dem PC, Mikrofon, Lautsprecher) ausgestattet. Der Standard H.323 wurde für diese Übertragungssysteme festgelegt. Typischerweise arbeiten die Systeme asymmetrisch, d.h., das Enkodieren benötigt mehr Rechenleistung als das Dekodieren. Die Übertragungskapazität über einfache ISDN-Leitungen bietet bei der audiovisuellen Online-Datenübermittlung momentan nur eine mäßige Übertragungsleistung. Sie ist aber für den einfachen Datentransfer bei Gesprächskonferenzen durchaus geeignet und wird darum vornehmlich im wirtschaftlichen Bereich eingesetzt.

Tabelle 6.2. Übertragungsmedien und Eigenschaften

Übertragungs-medium	Übertragungsart	Eigenschaften
Richtfunk	Drahtlos	Begrenzte Kapazität, keine Echtzeit, nicht flächendeckend, störungsempfindlich, nicht abhörsicher, „multipoint" möglich, bidirektionale Übertragung kapazitätsabhängig möglich
UMTS-Netz	Drahtlos	Noch nicht ausgebaut, Zielvorstellung: Übertragungsraten bis 2 Mbit/s an besonderen Knotenpunkten, ansonsten ubiquitäre Verfügbarkeit bis 384 kbit/s über das mobile Telefonnetz
Satellitenfunk	Drahtlos	Geostationär: Verfügbarkeit eingeschränkt, hohe Kapazität (Gbit-Bereich), keine Echtzeit, flächendeckend, bidirektional, nicht abhörsicher, geringe Störungsempfindlichkeit, „multipoint" möglich
		LEO („low earth orbit"): Breite Verfügbarkeit. Hohe Kapazität (Mbit-Bereich), Echtzeit, flächendeckend bei ausreichender Satellitenanzahl, bidirektional, geringe Störungsempfindlichkeit, nicht abhörsicher, „multipoint" möglich
ISDN: 2B–30B	Telefonleitungen, bei großen Entfernungen Umschaltung auf Satellit oder ATM	Eingeschränkte Kapazität (bis 2 Mbit/s) verlustbehaftete Datenbearbeitung, in urbanen Regionen weltweit verfügbar, nur bei 6B-Anschluss quasi Echtzeit, sonst deutliche Zeitverzögerung, „point to point", abhörsicher, bidirektional möglich
ADSL	Telefonleitungen, bei großen Entfernungen Umschaltung auf Satellit oder ATM	Empfangskapazität bis zu 6 Mbit/s bei definierten Übertragungsentfernungen, Sendekapazität bis 576 kbit/s, verlustbehaftet durch Datenbearbeitung, nicht flächendeckend, „multipoint" möglich, quasi Echtzeit, eingeschränkt abhörsicher, bidirektional möglich, jedoch gehobene Übertragungsqualität nur in eine Richtung
ATM	Zumeist Glasfaserkabel	Echtzeitübertragung bis in den Gbit-Bereich, kein Datenverlust, abhörsicher, „multipoint" möglich, bidirektional, noch nicht flächendeckend
Internet	Übertragung durch alle Kabelarten (Kupfer, Glasfaser) oder drahtlos (Satellit, Richtfunk)	Durch neue Kompressionsverfahren Kapazitäten im Mbit-Bereich, jedoch verlustbehaftet, weltweit verfügbar, „multipoint" möglich, nicht abhörsicher, quasi Echtzeit, zurzeit noch vorwiegend unidirektionale audiovisuelle Übertragung, Diskussion in Chats möglich

6.2.4.4
ADSL – Internettechnologie – ATM-Technologie – UMTS-Lizenzen

Die Zugangstechnik *ADSL (Asymmetric Digital Subscriber Line)* nutzt ebenfalls Telefonleitungen zur Übertragung und bietet gehobene Übertragungskapazitäten bis zu 6 Mbit/s. Die Anwender nutzen dabei ein von Telefongesellschaften geschlossenes System von Hochgeschwindigkeitsnetzen und können Videodaten in Echtzeit zu Hause empfangen. In die Gegenrichtung ist jedoch nur eine Übertragung bis 567 kbit/s möglich.

Bei der *Internettechnologie, ISDN (Integrated Services Digital Network)*, erfolgt die Übertragung ebenfalls zwischen zwei Computern, doch wesentlich für die Kommunikation ist das standardisierte Protokoll des Internets. Dieses fungiert als Codec und verarbeitet die Daten vergleichbar einer Sprache so, dass jeder andere mit einer Internetzugangsberechtigung diese entschlüsseln kann. Datenleitungssysteme aller Art, von einfacher Telefonleitung bis hin zu Glasfaserkabel, übertragen die Signale.

Die *ATM-Technologie (Asynchron Transformation Modus)* ist zurzeit die einzige Übertragungsform, die ohne Datenverlust eine Echtzeitübertragung von audiovisuellen Daten ermöglicht. Codecs, bestehend aus Hard- und Software („cell stack video") an Sendeseite, Empfangseite und Knotenpunkte, verarbeiten die Daten in Datenpaketen von Punkt zu Punkt und senden sie verlustfrei in Lichtgeschwindigkeit an den oder mehrere Empfänger [11, 37].

Die Betreiber der mobilen Telefonnetze sind nach Vergabe der *UMTS-Lizenzen (Universal Mobile Telecommunication System)*, d. h. der Frequenzen, auf denen drahtlos mobil telefoniert werden kann, auf dem Wege, ein weiteres Netz zur drahtlosen Übermittlung audiovisueller Information aufzubauen. Ziel ist es, ubiquitär eine Übertragungskapazität von 384 kbit/s zu erreichen, vergleichbar dem Festnetz mit 3 ISDN-Leitungen. Für bestimmte Knotenpunkte wie Flughäfen und Bahnhöfe wird sogar eine Kapazität im Megabitbereich angestrebt. Es bleibt abzuwarten, in welchem Zeitfenster dies zu realisieren ist.

6.2.4.5
Richtlinien

Da in der Telemedizin die Übertragung von Bild- und evtl. auch Tondaten im Mittelpunkt steht, muss sich die Ausstattung von Telekommunikationssystemen an den physiologischen Charakteristika des menschlichen Auges und Ohres orientieren.

Die Qualität der Übertragung analoger audiovisueller Daten über ein Datennetz orientiert sich heutzutage an der Fernsehqualität („broadcast"), die im jeweiligen Land nach einem bestimmten Standard festgelegt ist. In Europa wird die analoge Bildübertragung in Fernsehqualität nach dem CCIR-Standard B (Comite Consultatif International Radio) durchgeführt. Hierbei ist die Bildwiederholungsrate („frames per second", fps) auf 25 Bilder pro Sekunde festgelegt und der Bildwechsel für das Auge somit nicht mehr wahrnehmbar. Reduziert

<table>
<tr><td>Analoges PAL-Video</td><td>768 × 576 Pixel × 25 fps × 16 Bit Farbe
= 176.947.200 Bit/s
= 22.118.400 Byte/s (= 21,1 Mbyte/s)</td></tr>
<tr><td>Digitales PAL-Video</td><td>720 × 576 Pixel × 25 fps × 24 Bit Farbe
= 248.832.000 Bit/s
= 31.104.000 Byte/s (= 29,66 Mbyte/s)</td></tr>
<tr><td>Hochwertiger Ton</td><td>44.100 Hz × 16 Bit × 2 (stereo)
= 176.400 Byte/s</td></tr>
</table>

Abb. 6.8. Standards bei analoger, digitaler und hochwertiger Tonwiedergabe

sich die Rate deutlich, so wird die Bildfolge nicht mehr als zusammenhängender Film empfunden. Die Bildqualität hängt zudem in dem für Europa definierten PAL-Standard („phase alternating line") von der Anzahl an Linien pro Bild ab, wobei nur ein Teil für die eigentliche Bildinformation benötigt wird. Die verbleibenden Linien sind für die Bildgrenzenfestlegung, Synchronisation usw. notwendig (Abb. 6.8).

Soll diese Bildinformation nun nicht mehr analog, sondern in digitaler Form in der uns bekannten Fernsehqualität als *Echtzeitübertragung* erfolgen, so wird eine Kapazität von 29,66 Mbytes/s benötigt, um auf der Empfängerseite zum gleichen Zeitpunkt ein Bild-/Tonsignal in Fernsehqualität zu erzielen.

Vergleicht man dies mit der Übertragungskapazität einer herkömmlichen Telefonleitung mit 28,8 Kbit/s (s. a. Tabelle 6.2), so benötigen wir eine mindestens 10.000fache Übertragungskapazität. Eine Echtzeitübertragung gelingt somit nur über Hochgeschwindigkeitsnetze mit Übertragungskapazitäten im Mbit- bis Gbit-Bereich und einer Übertragungsgeschwindigkeit in Lichtgeschwindigkeit.

6.2.5
Reduzierungsmöglichkeiten

Die Verbreitung von Hochgeschwindigkeitsnetzen und auch die Satellitenkapazitäten haben in den letzten Jahren zugenommen. Nur wenige Anwender haben jedoch die Möglichkeit, auf eine solche Hochgeschwindigkeitsleitung (z.B. Glasfaserkabel) am Empfangs- oder Sendeort (z.B. Operationssaal, Praxisräume) zugreifen zu können. Da die herkömmlichen Leitungen nicht ausreichen, die gewünschten Kapazitäten zu übertragen, aber trotzdem eine Telekommunikationsanwendung mittels ISDN oder Internet ermöglicht werden soll, wurden verschiedene Reduzierungsmöglichkeiten entwickelt, um über konventionelle Datenleitungen audiovisuelle Daten zu übertragen (s. Tabelle 6.1). Die

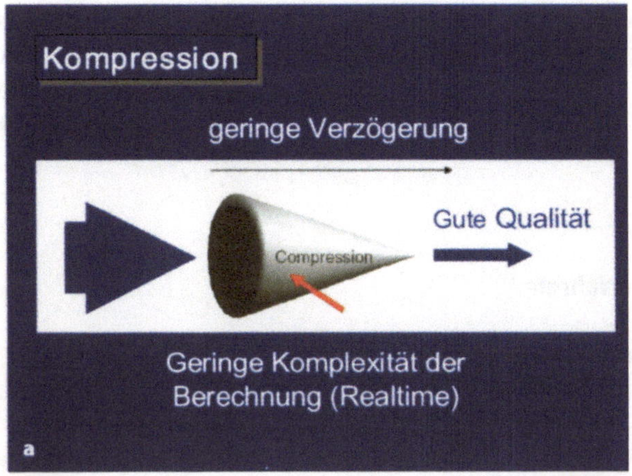

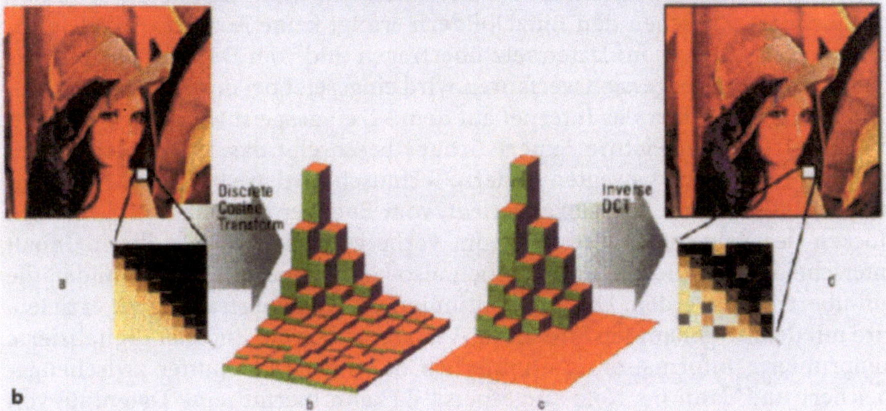

Abb. 6.9 a, b. Methodik der Kompression, **b** der diskreten Kosinustransformation

digitale Form der Datentransformation ermöglicht es nun, bewegte Bilder ohne wesentlichen Qualitätsverlust, je nach Netzverbindung (z. B. Telefonkabel mit Modem oder ISDN-Leitung, ADSL) entweder mit oder mit nur geringer Zeitverzögerung zu übertragen [39].

Reduzierungsmöglichkeiten zur Übertragung audiovisueller Daten über ISDN-Leitungen oder das Internet

- Reduzierung der *Bildrate* (fps)
- Reduzierung der *Videoauflösung* (z. B. CIF: 353 × 288, QCIF: 176 × 144)
- Wechsel des *Farbraumes* (z. B. YUV statt RGB)
- Einsatz von *Kompressionsverfahren* in Form von CODECS (z. B. M-JPEG, DV-Codec, MPEG-1, MPEG-2, MPEG-4; [37])

Zur Datenbearbeitung arbeiten Videocodecs nach dem Prinzip der „diskreten Kosinustransformation" (DCT). Durch einen speziellen Algorithmus wird lediglich die für die Informationswiedergabe notwendige Datenmenge übertragen (Abb. 6.9). Zudem werden so genannte Kompressionsverfahren verwendet, die je nach Codec unterschiedlichen Prinzipien folgen.

6.2.6
Kompressionsverfahren

Folgende Verfahren stehen zur Verfügung:

M-JPEG (Joint Photographic Experts Group) ist ein ISO-Standard zur Kompression, Speicherung und Übertragung von Einzelbildern in Folge. Das Bild wird in Blöcke zerlegt und nach Berechnung mit dem mathematischen Verfahren der „diskreten Kosinustransformation" in eine digitale Information transformiert. Zwischen den Einzelbildern erfolgt keine Kompression. Die Information wird nun vom Datennetz übertragen und vom Decoder wieder entschlüsselt. Das Kompressionsverfahren wird eingesetzt bei der Betrachtung von Einzelbildern, die über das Internet auf dem PC eingespeist werden.

MPEG-1 (Motion Picture Expert Group) beschreibt das Standardverfahren zur Kompression von bewegten Bildern. Technisch wird wie beim JPEG das Einzelbild in Blöcke von 8×8 Pixel zerlegt, vom Encoder berechnet und mit *den* Blöcken des Folgebildes, die sich vom vorhergehenden Bild in ihrem Inhalt unterscheiden, verglichen. Es entstehen also komprimierte Zwischenbilder, die nun übertragen werden. Um die kontinuierliche Bildübertragung zu erzielen, wird mit dem so genannten Streaming-Verfahren die vom Encoder digitalisierte komprimierte Information kontinuierlich in einem Datenpuffer zwischengespeichert und dann ins Netz eingespeist. Es kann hiermit eine Datenrate von 2 Mbit/s erzielt werden. Die Hauptarbeit (Hardware, Softwarenotwendigkeit) wird hier von der Senderseite geleistet. Der Empfänger benötigt keine gesonderte Hardware, konventionelle Software zur Dekodierung ist ausreichend. Das Internet nutzt dieses Kompressionsverfahren zur Übertragung von Videosequenzen „on demand".

MPEG-2 ist auf Bereiche der Telekommunikation zugeschnitten, in denen eine hohe Datenrate von bis zu 15 Mbit/s, eventuell in Echtzeit, übertragen werden muss, z.B. beim digitalen Fernsehen (DVD-Standard). Dieses Verfahren ist an spezielle Hard- und Software für Sendung und Empfang gebunden.

MPEG-4 ist die neueste Entwicklung mit dem Ziel einer Echtzeitübertragung über das Internet, mit lediglich einer Softwarekomponente auf der Empfängerseite.

Videokonferenzkompressionsstandard H.261, H.263: In ähnlicher Weise erfolgt auch die Kompression bei Übertragungen mit *ISDN-basierenden Stand-alone-Videokonferenzsystemen*, wie sie von zahlreichen Firmen, z.B. Tandberg und Aethra, angeboten werden. Als wesentliches Merkmal ist zu erwähnen, dass das Eingangsbild in deutlich reduzierter Bildauflösung (QCIF-FCIF) aufgenommen wird. Die Kompression erfolgt in ähnlicher Form wie bei MPEG durch Herstellung von so genannten Referenzbildern, die „streaming-artig" in das ISDN-Netz eingegeben werden. Der Anwender kann mit dem Empfangsgerät (Decoder) die Daten dekomprimieren und entweder direkt auf einem Monitor betrachten oder im Rahmen von Konferenzen auf eine Leinwand übertragen. Da bei der Übertragung von Diskussionsrunden nur eine geringe Detailgenauigkeit mit geringer Bewegung der Gesprächspartner vorliegt, ist das Übertragungsergebnis in der Regel auch bei nur wenigen ISDN-Leitungen exzellent. Zur Übertragung von medizinischer Information, z. B. Endoskopiebefunde oder Operationsabläufe, ist durch eine höhere Bildinformationsdichte mit oft schnellem Wechsel durch Bewegungen des Instrumentes oder des Operateurs sowie zur Vermeidung von Qualitätseinbußen eine Verbindung von mindestens 3 oder besser mehr ISDN-Leitungen notwendig [11, 36].

6.2.7
Kostenaspekt

Es gibt zurzeit qualitativ und kostenmäßig vielfältig differierende, zum Teil verwirrende Angebote auf dem Markt. Am Anfang jeder Investition sollte eine Bedarfsanalyse anhand der unter Abschnitt 2.2 aufgeführten Fragen erfolgen. Mit den einzelnen Firmenvertretern können dann für den Bedarf des einzelnen Anwenders entsprechende Angebote ermittelt und verglichen werden.

Die kostenaufwendigste ATM-Technologie ist hierbei nur für große Institutionen wie universitäre Einrichtungen zu erwägen (www.dfn.de/win/gwin/konkret/entgelt/atm.html).

Die ISDN-Technologie und das Internet sind mittlerweile flächendeckend verfügbar und manche Anbieter vertreiben in jüngster Zeit Systeme, die audiovisuelle Daten zugleich über das Internet und auch über ISDN-basierende Systeme übertragen können.

Insgesamt ist es sinnvoll, Stand-alone-Videosysteme (Kostenumfang ca. 15.000 Euro allein für die Hardware), insbesondere wenn sie nur für vereinzelte Übertragungen von telemedizinischen Daten im Rahmen von Videokonferenzen oder Teleteaching genutzt werden, mehreren Anwendern zugänglich zu machen.

In manchen Universitätskliniken und größeren Forschungsinstituten stehen bereits Videokonferenzräume z. B. in Medienzentren zur Verfügung. Hier ist in der Regel ein stationäres Videokonferenzsystem in geeigneter Umgebung (Licht, Mikrofone, Monitoren) installiert und eventuell auch der Service der Bedienung der Geräte durch geschultes Personal gewährleistet. Für manche Fälle, in denen der Spezialist lokal gebunden ist (z. B. Operationssaal), empfehlen sich mobile Geräte. Da die zunehmende Vernetzung mit Datenleitern (Glasfaserkabel) und die Kapazitäten der bereits bekannten Systeme (s. MPEG-4) in naher Zukunft weiter zunehmen werden und mittlerweile auch drahtlose Systeme (UMTS) auf den Markt drängen, lässt sich in einem Servicevertrag die Gefahr, ein System zu kaufen, das morgen schon wieder veraltet ist, durch eine Nachrüstvereinbarung regeln.

Nicht zuletzt ist darauf zu achten, dass für eine Übertragung zwischen zwei Geräten deren Kompatibilität maßgeblich ist. Diese ist auf internationalem Niveau durch Richtlinien und Standards geregelt.

6.2.8
Datenschutz

Jeder Anwender ist verpflichtet, die datenschutzrechtlichen Aspekte im Rahmen einer audiovisuellen Datenübertragung zu berücksichtigen. Zu differenzieren ist die Übertragung anonymer Daten gegenüber patientenbezogenen Daten. Der Patient ist hier über Anwendung und Art der telemedizinischen Übertragung aufzuklären und muss dem zustimmen. Manche Technologien wie ATM – oder eingeschränkt auch ISDN – ermöglichen systembedingt einen Datenschutz, doch ist dabei zu beachten, dass eventuell fachfremdes Bedienpersonal der Gerätschaft mit den Daten in Kontakt kommt. Ein besonderes Problem stellt der fast grenzenlos mögliche Datentransfer über das Internet dar. Hier sind „firewalls" hilfreich, bieten sich jedoch aus finanziellen Aspekten oft nur für Großanwender wie etwa Universitäten an. Für die Verschlüsselung von E-Mails stehen mittlerweile spezielle Softwareprogramme wie z.B. PGP (http://info. imsd.uni-mainz.de/GPOH/PGP.html) oder die Fremdwartung (http://info.imsd. uni-mainz.de/AGDatenschutz/Fernwartung/) zur Verfügung [40].

6.2.9
Schlussfolgerungen

Die Anwendung der Telemedizin kann die Qualität und Verfügbarkeit medizinischer Leistungen verbessern. Hiervon profitiert nicht nur unmittelbar der Patient, der nun eine zeitnahe und problemorientierte Versorgung erhält. Allein durch die Reduzierung von Doppeluntersuchungen oder die simple Einführung des elektronischen Arztbriefes sind auch ökonomische Effekte möglich. Da es z. Zt. noch keine Regelung zur Abrechnung telemedizinischer Leistungen gibt, blieb es bislang jedem selbst überlassen, solche Anwendungen mit eigenen Investitionen zu tätigen. Dies war bislang aber nur an universitären Einrichtungen oder großen Praxen möglich. Betrachtet man jedoch allein die täglich steigende Anzahl an Internetseiten zu diesem Thema, so ist zu erwarten, dass sich aufgrund der steigenden Qualität und Praktikabilität von telemedizinischen Technologien die Erkenntnis über deren Nutzen, trotz Investitionsmaßnahmen, auch im klinischen Alltag durchsetzen wird.

Literatur

1. Baker DA, Brett PN, Griffiths MV, Hughes G (2000) Safety assessment of a mechatronic tool for stapes surgery. In: Isermann R (ed) 1st IFAC-conference on mechatronic systems. VDI/VDE-Gesellschaft Mess- und Automatisierungstechnik (GMA), Darmstadt, S 541–545
2. Bargar WL, Bauer A, Börner M (1998) Primary and revision total hip replacement using the robodec system. Clin Orthop 354: 82–91
3. Bergmo TS (1996) An economic analyses of teleradiology versus a visiting radiologist service. J Telemed Telecare 2: 136–142
4. Brett PN, Fraser CA, Hennigan M, Griffiths MV, Kamel Y (1995) Automatic surgical tools for penetrating surgical tissues. J IEEE EMBS 14: 264–270
5. Briggs JS, Early GH (1999) Internet developments and their significance for healthcare. Med Inform Internet Med 24(3): 149–164
6. Buess GF, Schurr MO, Fischer SC (2000) Robotics and allied technologies in endoscopic surgery. Arch Surg 135: 229–235
7. Cadeddu JA, Stoianovici D, Kavoussi LR (1997) Robotics in urologic surgery. Urology 49: 501–507
8. Davies B (2000) A review of robotics in surgery. Proc Inst Mech Eng H 214: 129–140
9. Demartinez N, Otto U, Mutter D, Labler L, von Weymarn A, Vix M, Harder F (2000) An evaluation of telemedicine in surgery: telediagnosis compared with direct diagnosis. Arch Surg 135: 849–853
10. Dietzel GTW (1999) Chancen und Probleme der Telematik-Entwicklung in Deutschland. In: Jäckel A (Hrsg) Telemedizinführer Deutschland Ausgabe 2000. Deutsches Telemedizinforum, Bad Nauheim, S 14–19
11. Fuchs M, Plinkert PK (2001) Telemedizin in der Phoniatrie und Pädaudiologie – Anwendungsmöglichkeiten, technische Realisierungen, ökonomische Aspekte. Laryng Rhino Oto 80: 439–448
12. Gilmour E, Campell SM, Loane MA, Esmail A, Wootton R (1998) Comparison of teleconsultation and face to face consultation. Preliminary results of a United Kingdom multicenter teledermatology study. Br J Dermatology 139: 81–87
13. Goh PMY, Kok K (1997) Microrobotics in surgical practice. Br J Surg: 84: 2–4
14. Gunkel AR, Freysinger W, Thumfart WF (2000) Experience with various 3-dimensional navigation systems in head and neck surgery. Arch Otolaryngol Head Neck Surg 126: 390–395
15. Holler E (1999) Geräteentwicklung für roboter-assistierte Operationen. In: Schlag PM, Graschew G (Hrsg) Tele- und computergestützte Chirurgie. Springer, Berlin Heidelberg New York Tokyo, S 138–153
16. Huang HK (1997) Telemedicine and teleradiology technologies and applications. Min Invas Ther Allied Technol 5/6: 387–392
17. Klimek L, Mösges R (1998) Computer-assistierte Chirurgie (CAS) in der HNO-Heilkunde. Laryngo Rhino Otol 77: 275–282
18. Klutke PJ, Mattioli P, Baruffaldi F, Toni A, Englmeier KH (1999) The telemedicine benchmark: a general tool to measure and compare the performance of video conferencing equipment in the telemedicine area. Comput Methods Programs Biomed 60(2): 133–141
19. Lenarz T, Heermann R (1999) Image-guided and computer-aided surgery in otology and neurotology: is there already need for it? Am J Otol 20: 143–144
20. Lenzen H, Meier N, Bick U (1997) Telemedizin – Möglichkeiten und Perspektiven. Radiologe 37: 294–298
21. Lueth T, Bier J (1999) Robot assisted interventions in surgery. In: Gilsbach JM, Stiehl HS (eds) Neuronavigation – neurosurgical and computer scientific aspects. Springer, Berlin Heidelberg New York Tokyo
22. Lueth TC, Hein A, Albrecht J et al. (1998) A surgical robot system for maxillofacial surgery. IEEE Int Conf on Industrial Electronics, Control, and Instrumentation (IECON), Aachen, S 2470–2475
23. Marescaux J (persönl. Mitteil.) Videokonferenz im Rahmen der Tagung: Telemedizin und Robotik (20.-22.9.2001), Universitätskliniken des Saarlandes, Klinik für Hals-Nasen-Ohrenheilkunde, Homburg/Saar

24. Mohr FW, Onnasch JF, Falk V et al. (1999) The evolution of minimally invasive valve surgery–2 year experience. Eur J Cardiothorac Surg 15: 233–238
25. Mohr FW, Falk V, Diegeler A, Autschback R (1999) Computer-enhanced coronary artery bypass surgery. J Thorac Cardiovasc Surg 117: 1212–1214
26. Olinger A, Hildebrandt U (2000) Endoskopische Wirbelsäulenchirurgie: thorakal, transperitoneal, retroperitoneal. Springer, Berlin Heidelberg New York Tokyo
27. Paul HA, Bargar DVM, Mittelstadt B et al. (1992) Development of a surgical robot for cementless total hip arthroplasty. Clin Orthopaedics Rel Res 175(285): 57–66
28. Petermann J, Kober R, Heinze R, Frölich JJ, Heeckt PF, Gotzen L (2000) Computer-assisted planning and robot-assisted surgery in anterior cruciate ligament reconstruction. Operative Techniques in Orthopaedics 10: 50–55
29. Plinkert PK, Schurr MO, Buess G (1993) Perspektiven von der minimal invasiven Chirurgie im Kopf-Hals-Bereich. HNO 41: A14–A17
30. Plinkert PK, Schurr MO, Kunert W, Flemming E, Buess G (1996) Minimal-invasive HNO-Chirurgie (MI-HNO). HNO 44: 288–301
31. Plinkert P, Löwenheim H (1997) Trends and perspectives in minimally invasive surgery in otorhinolaryngology-head and neck surgery. Laryngoscope 107: 1483–1489
32. Plinkert PK, Baumann I, Flemming E (1997) Ein taktiler Sensor zur Gewebedifferenzierung in der Minimal Invasiven HNO-Chirurgie. Laryngorhinootologie 76: 543–549
33. Plinkert PK, Baumann I, Flemming E, Loewenheim H, Buess GF (1998) The use of a vibrotactile sensor as an artificial sense of touch for tissues of the head and neck. Min Invas Ther Allied Technol 7: 111–115
34. Plinkert PK, Plinkert B (2000) Robotics in skull base surgery. CARS 2001, Int Congress Series
35. Plinkert PK, Plinkert B, Zenner HP (2000) Telemedizin in der HNO-Heilkunde. Grundlagen und Anwendungsmöglichkeiten. HNO 48: 639–644
36. Plinkert PK, Plinkert B, Fuchs M, Zenner HP (2000) Telemedizin in der HNO-Heilkunde am Beispiel einer Videokonferenzübertragung Tübingen – Leipzig. HNO 48: 728–734
37. Plinkert PK, Plinkert B, Zenner HP (2000) Audio-visuelle Telekommunikation durch Multimedia-Technologien in der HNO-Heilkunde: ISDN – Internet – ATM. HNO 48: 809–815
38. Plinkert PK, Plinkert B, Hiller A, Stallkamp J (2001) Einsatz eines Roboters an der lateralen Schädelbasis. HNO 49: 514–522
39. Plinkert PK, Federspil PA, Plinkert B, Henrich D (2001) Kraft-basierte lokale Navigation zur robotergestützten Implantatbettanlage im Bereich der lateralen Schädelbasis. HNO (eingereicht)
40. Pommerening K (2000) Klinischer Datenschutz und Internet. Zentralbl Gynakol 122: 291–294
41. Schlag PM, Moesta KT, Rakovsky S, Graschev G (1999) Telemedicine: The new must for surgery. Arch Surg 134(11): 1216–1221
42. Schraft RD, Müller E (1998) Roboter gestern, heute, morgen. In: Trageser H (Hrsg) Roboter erobern den Alltag. Spektrum der Wissenschaft Dossier, S 6–11
43. Schurr MO, Kunert W, Neck J, Vosges U, Buess GF (1998) Telematics and telemanipulation in surgery. Min Invas Ther Allied Technol 7(2): 97–103
44. Sedlmaier B, Schleich A, Ohnesorge B, Jovanovic S (2001) Das NEN-HNO-Navigationssystem. Erste klinische Anwendung. HNO 49: 523–529
45. Stieglitz SP, Gnann W, Schächinger U, Maghsudi M, Nerlich M (1998) Telekommunikation in der Unfallchirurgie. Chirurg 68: 1123–1128
46. Urban V, Wapler M, Weisener T, Schönmayr R (1999) A tactile feedback hexapod operating robot for endoscopic procedures. Neurol Res 21: 28–30
47. Wapler M, Binnenbose T, Braucker M, Durr M, Hiller A, Stallkamp J, Urban V (1998) Entwicklung eines modularen Robotersystems für die Mikrochirurgie. Biomed Tech (Berl) 43[Suppl]: 188–189
48. Wirtz CR, Kunze S (1998) Neuronavigation. Computerassistierte Neurochirurgie. Dtsch Ärztebl 95: A2384–A2390

KAPITEL 7

Computergestützte Navigation im Kopf-Hals-Bereich

7

R. HEERMANN, O. MAJDANI und T. LENARZ

HNO Praxis heute 22
E. Biesinger, H. Iro (Hrsg.)
© Springer-Verlag Berlin Heidelberg 2002

7.1   Einleitung

Die Weiterentwicklung chirurgischen Instrumentariums und minimal-invasiver Operationstechniken hat zunehmend zur Anwendung endoskopischer und/oder mikroskopischer Verfahren im Bereich der Schädelbasischirurgie geführt. Die Entwicklung hat jedoch kleinere Zugänge mit reduzierter Übersicht über das Operationsfeld hervorgebracht. Bei anatomisch veränderten Bereichen kann es somit auch für den erfahrenen Chirurgen zu Orientierungsschwierigkeiten kommen. Computertomographie und Kernspintomographie bieten durch eine hohe Auflösung und die Berechnung eines dreidimensionalen Datensatzes Vorteile in der Visualisierung kritischer anatomischer Areale [1, 2]. Dennoch kann die intraoperative Orientierung problematisch sein. Intraoperative Navigationssysteme erlauben die direkte Korrelation radiologischer und anatomischer Daten mit dem Ziel, die Lokalisation des chirurgischen Instrumentariums darzustellen. Mechanische, optische und elektromagnetische Systeme stehen derzeit auf dem Markt zur Verfügung. Neben der konventionellen dreidimensionalen Instrumentennavigation besteht die Möglichkeit, den Autofokus eines Mikroskops als Lokalisationsinstrument einzusetzen.

Im Folgenden sollen die für die Hals-Nasen-Ohrenheilkunde wesentlichen Prinzipien der intraoperativen computerassistierten Chirurgie dargelegt werden. Hierbei soll auf die Prinzipien, Registrationsmethoden, Bilddatenerhebung, klinische Integration und intraoperative Genauigkeit eingegangen werden. Ein Ausblick soll die mögliche Weiterentwicklung skizzieren.

7.2
Historische Entwicklung

Die Ursprünge der computergestützten Navigation finden sich bereits Ende des 19. Jahrhunderts in den Anfängen der Stereotaxie. Stereotaktische Verfahren wurden weiterentwickelt und über viele Jahre von neurochirurgischer Seite mit Erfolg eingesetzt [45, 50, 75]. Der hohe apparative Aufwand, die erhebliche Patientenbelastung der Rahmenstereotaxie sowie die Einschränkung des Chirurgen während der Operation haben nach neuen Methoden verlangt [69, 85].

Die Entwicklung der Computertomographie Anfang der 70er-Jahre und später die der Kernspintomographie haben eine orthogonale Darstellung der digitalen Daten ermöglicht und damit eine bessere Operationsplanung zur Verfügung gestellt. Dies hat dazu geführt, dass die intraoperative Röntgendurchleuchtung in den Hintergrund treten konnte. Bei erheblicher Strahlenbelastung für Patienten und medizinisches Personal ist sie ohnehin nur bedingt für eine dreidimensionale Ortung geeignet. Auch wenn die Visualisierung der anatomischen Bezugspunkte und die präoperative interdisziplinäre Operationsplanung zu einer Erhöhung der Patientensicherheit führten, hatten selbst erfahrene Chirurgen Schwierigkeiten, die radiologischen Informationen auf dem Bildschirm in einen Bezug zum operativen Situs zu setzen.

Mitte der 80er-Jahre wurde fast zeitgleich in Europa, Japan und den USA mit der Entwicklung der sog. rahmenlosen Stereotaxie begonnen. Der Neurochirurg Reinhard in Basel, Kelly in den USA, Watanabe [81] in Japan und insbesondere die Arbeitsgruppe um Georg Schlöndorff [72] in Aachen haben Pionierarbeit im Bereich der computerassistierten Chirurgie geleistet. Optoelektrische, elektromechanische und ultraschallgestützte Technologien fanden Verwendung. Während die intraoperative Genauigkeit nicht immer ausreichende Ergebnisse bot, führten die beschränkten Möglichkeiten der elektronischen Datenverarbeitung zu einer unkomfortablen Handhabung der Systeme.

Mitte der 90er-Jahre erreichten die Systeme, die inzwischen von unterschiedlichen finanzstarken Unternehmen gekauft worden waren, eine Entwicklungsstufe, die zuvor unmöglich erschien.

Hochleistungsfähige Computer errechnen heute in nahezu Echtzeit den Bezug des Instrumentes zu den radiologischen Daten und erleichtern hierdurch die Orientierung.

Die fehlende Praktikabilität und mangelnde Genauigkeit verhinderten zunächst eine weitergehende Verbreitung und Anwendung im klinischen Alltag. Die Akzeptanz wurde von vielen HNO-Chirurgen verweigert. Ein sinnvoller Einsatz mit Verminderung der Komplikationsrate und Erweiterung des operationstechnischen Spektrums wurde nur zögerlich gesehen. Heute jedoch stehen Systeme zur Verfügung, die leistungsfähige Hard- und Software beinhalten. Heute empfinden die meisten klinisch tätigen Schädelbasischirurgen die intraoperativen Navigationssysteme als eine deutliche Bereicherung im Armamentarium des Chirurgen. Während nur wenige Kliniken die computerassistierte Chirurgie als Routineinstrument verstehen, sehen die meisten einen sinnvollen Einsatz in anatomisch schwierigen Regionen [3, 4, 8, 24, 25, 26, 27, 28, 51, 54]. Dysplasien, Voroperationen und tumor- oder traumabedingte Veränderungen der Anatomie stellen damit die meisten Indikationsbereiche dar. Aber auch minimal-invasive Operationstechniken mit eingeschränkter Übersicht für den Chirurgen, die Fremdkörpersuche oder aber der Einstieg in neue Operationsgebiete können Einsatzfelder von Navigationssystemen sein.

7.3
Prinzipien der Navigation

Die Methodik der heutigen Navigationssysteme basiert auf einem digitalen Datensatz. Dieser ermöglicht einem leistungsfähigen Bildverarbeitungsrechner mittels Segmentationsverfahren die Berechnung eines 2D- und 3D-Bilddatensatzes. Durch die intraoperative Korrelation mit der Patientenanatomie ist eine Darstellung der Instrumente in Bezug zur umgebenden Anatomie des Patienten in dem dreidimensionalen Volumenmodell möglich. Die Verbindung zwischen CT- sowie MRT-Scanner und dem Navigationssystem kann durch ein digitales Netzwerk sowie über digitale Medien erfolgen. Softwarespezifische Funktionen ermöglichen die Planung und ggf. die präoperative Simulation des operativen Eingriffs (Abb. 7.1).

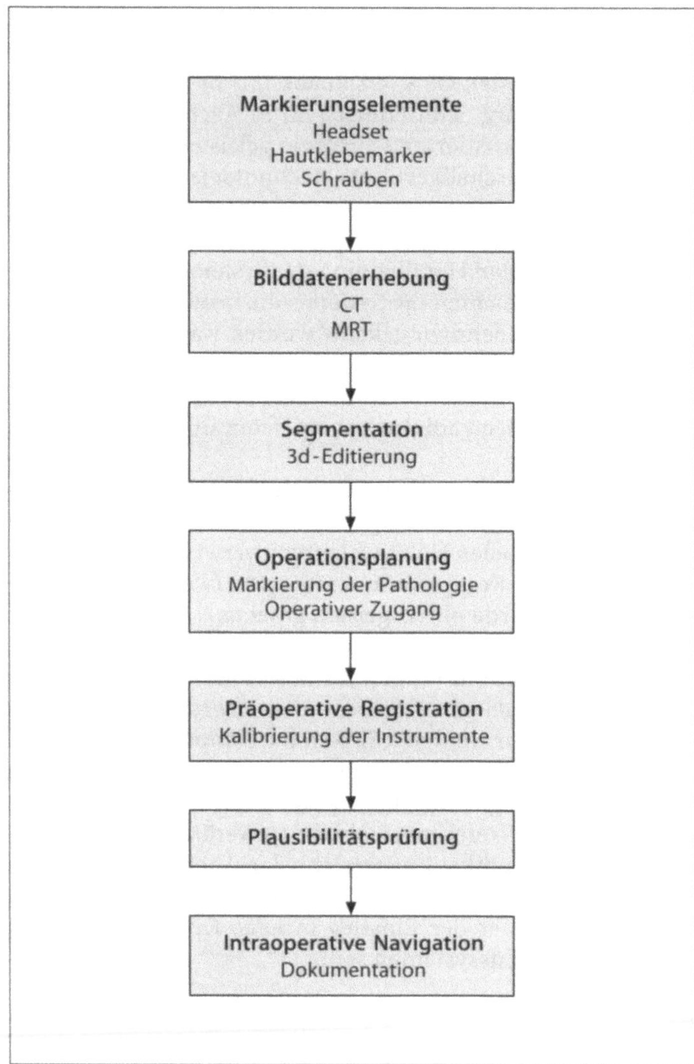

Abb. 7.1. Arbeitsschritte zur Vorbereitung der Navigation

Vor Beginn der Operation müssen jedoch definierte Strukturen im radiologischen Datensatz und am Patienten durch eine sog. Registration zur Deckung gebracht werden. Unterschiedliche Methoden stehen heute zur Verfügung. Neben der Verwendung anatomischer Landmarken, einer Hautoberflächenregistration, können Marker oder sog. Headsets mit Registrationspunkten am Patienten angebracht werden, die in CT- oder MRT-Datensätzen Referenzpunkte ermöglichen. Vor dem operativen Eingriff verwendet der Chirurg ein Navigationsinstrument, um die Marker am Patienten in Bezug zum Detektionssystem zu lokalisieren. Dabei ist es bei einigen Systemen notwendig, das Navigations-

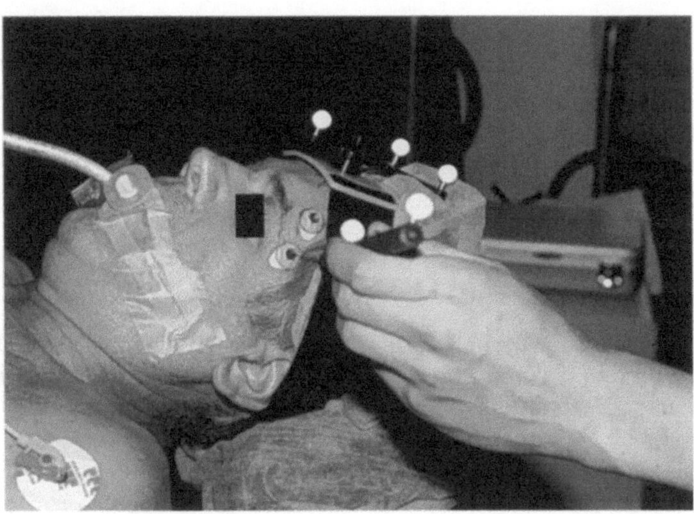

Abb. 7.2. Präoperative Registration unter Einsatz der Hautklebemarker und Headset des Navigationssystems VectorVision^2 (BrainLAB, Heimstetten, Deutschland). Die Reflektoren auf dem „dynamic reference frame" (DRF) ermöglichen die Bestimmung der Position des Patientenkopfes im Raum. Die Hautklebemarker waren bereits vor der Bildgebung an der Stirn des Patienten angebracht worden. Mit dem „pointer" wird die Position der Hautklebemarker registriert

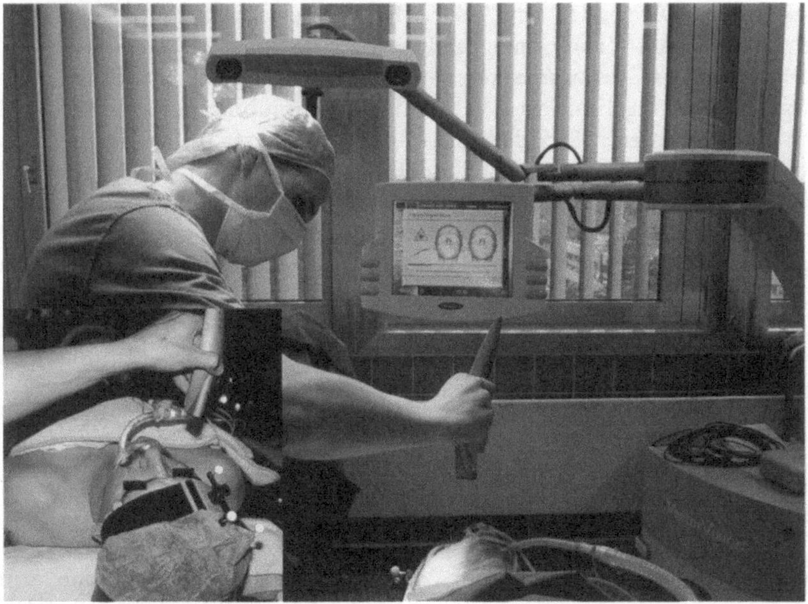

Abb. 7.3. Das Navigationssystem VectorVision^2 (BrainLAB) bei der Laserregistrierung: Kamera und Monitor mit Touchscreen sind separat auf mehrgliedrigen Armen frei im Raum positionierbar. Hierbei muss nach Versetzen einer oder mehrerer Komponenten des Systems (inklusive des Patienten) keine erneute Referenzierung durchgeführt werden. *Links unten*: Aus einiger Entfernung wird die Hautoberfläche mit einem Laser-Pointer abgefahren. Der Antreffpunkt des Lasers auf die Hautoberfläche wird registriert

instrument zu kalibrieren. Danach ist das Navigationssystem in der Lage, die abgetasteten Referenzpunkte am Patienten mit deren Positionen in den radiologischen Bildern zu korrelieren. Intraoperative Positionsveränderungen des Patienten können über ein Tracking-System (Nachführsystem) vom Navigationssystem berechnet und damit berücksichtigt werden (Abb. 7.2 und Abb. 7.3).

7.4
Referenzierungssysteme

Um eine Korrelation zwischen Patient und Bilddatensatz zu ermöglichen, sind definierte Punkte für einen präoperativen oder intraoperativen Abgleich erforderlich. Je nach Navigationssystem und operativem Zugangsweg finden derzeit unterschiedliche Methoden Verwendung.

7.4.1
Schraubmarker

Knochenverankerte Schraubmarkersysteme werden in unterschiedlichen Ausführungen angeboten.

Durch den Austausch von Hülsen, die z. T. mit Kontrastmittel gefüllt werden können, sind sie für den CT- und/oder MRT-Bereich einsetzbar. Sie ermöglichen aufgrund der festen Verbindung zum Knochen die höchste Genauigkeit.

Der Einsatz der Schraubmarker wird durch die Invasivität und die zeitaufwendige Platzierung limitiert. Während die Schraubmarkersysteme bei Eingriffen an der vorderen Schädelbasis nur selten Einsatz finden, haben sie sich bei Operationen an der lateralen Schädelbasis aufgrund der hohen Genauigkeit durchaus bewährt [6, 53]. Neben der Belastung des Patienten durch den Eingriff in Lokalanästhesie lassen sich bei minimal-invasiven Operationsverfahren allerdings zusätzliche Narben durch die Platzierung der Referenzmarker nur schwer rechtfertigen.

Inzwischen stehen auf dem Markt Referenzsterne zur Verfügung, die nur die Fixation mit einer Schraube benötigen. Sie scheinen derzeit im Bereich der lateralen Schädelbasis am ehesten geeignet zu sein.

7.4.2
Klebemarker

Klebemarker, so genannte „fiducials", stellen für Arzt und Patient eine geringe Belastung dar. Kommerziell verfügbar sind Klebemarker, die CT- und/oder MRT-tauglich sind (s. Abb. 7.2). Das Bekleben mit bis zu zehn Markern nimmt je nach Lokalisation wenige Minuten in Anspruch. Wichtig bei der Verwendung von Hautklebemarkern ist das Positionieren in möglichst gering verschiebbaren Hautarealen.

Ein größerer Abstand zum Operationsgebiet sollte vermieden werden, damit es zu keiner Verschlechterung der Referenzierungsgenauigkeit kommt.

Um eine unbemerkte Lageveränderung der Marker zu vermeiden, können zusätzliche Markierungen (z. B. mit Kugelschreiber) auf der Haut sinnvoll sein.

7.4.3
Anatomische Landmarken

Die Verwendung anatomischer Landmarken als Referenzpunkte benötigt den geringsten Aufwand, hat jedoch deutliche Ungenauigkeitsfaktoren zur Folge. Bei der praktischen Anwendung zeigt sich in nahezu allen Bereichen, dass die Festlegung einer Landmarke im orthogonalen radiologischen Datensatz relativ exakt in zwei Ebenen zu bestimmen ist, jedoch in der senkrecht dazu stehenden Ebene nur bedingt exakt festgelegt werden kann. Je nach Eingriffsort finden sich zudem nicht immer anatomisch und radiologisch eindeutig knöcherne Landmarken, wie dies z. B. bei der Spina nasalis, dem Umbo, Knochenfissuren, Zähnen etc. zu beobachten ist. Die Registration von anatomischen Landmarken bietet sich daher besonders an, wenn vor der Bildgebung die Applikation von Referenzmarkern nicht möglich war.

7.4.4
Oberkieferplattenregistration

Bei Patienten mit ausreichendem Zahnstatus stellen oberkieferfixierte Referenzsysteme eine wenig invasive Alternative bei der Platzierung von Referenzpunkten dar (Abb. 7.4). Verschiedene Varianten werden kommerziell angeboten. Mittels eines Oberkieferabdrucks wird z. T. mit Unterstützung einer Vakuumpumpe eine feste, jedoch reversible Verbindung zum knöchernen Schädel hergestellt. An zusätzlichen Seitenarmen finden sich montierte Referenzmarker.

Der zeitliche Aufwand liegt mit etwa 10 – 12 min relativ hoch, ermöglicht jedoch eine intraoperative Genauigkeit, die im Bereich der knochenverankerten Schraubsysteme zu finden ist.

Der Kostenaufwand pro Patient liegt jedoch bei ca. 50 Euro. Neben den Referenzpunkten können an den Seitenarmen Nachführsysteme fixiert werden, die damit eine Kopffixierung für das CAS-System nicht mehr erforderlich machen.

7.4.5
Headsets

Eine weitere nicht invasive Referenzierungsmethode sind Kopfhalterungen, sog. Headsets oder Headframes, die an definierten Auflagepunkten (z. B. Nasenwurzel und äußere Gehörgänge) durch Eigenspannung gehalten werden und hierdurch eine reproduzierbare Position der auf dem Headset montierten Referenz-

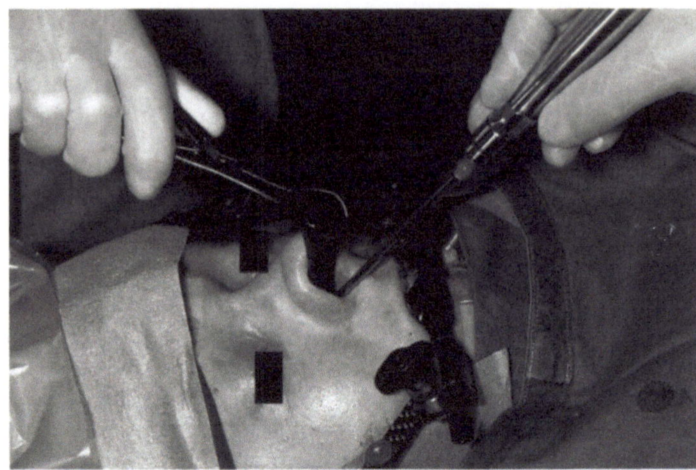

Abb. 7.4. VBH-Mundstück (Wellhöfer, Schwarzenbruck, Deutschland) als Registrationselement. An dem Mundstück ist der DRF (Radionics, Burlington, USA) zur Meldung der Position des Patientenkopfes an die Kamera befestigt

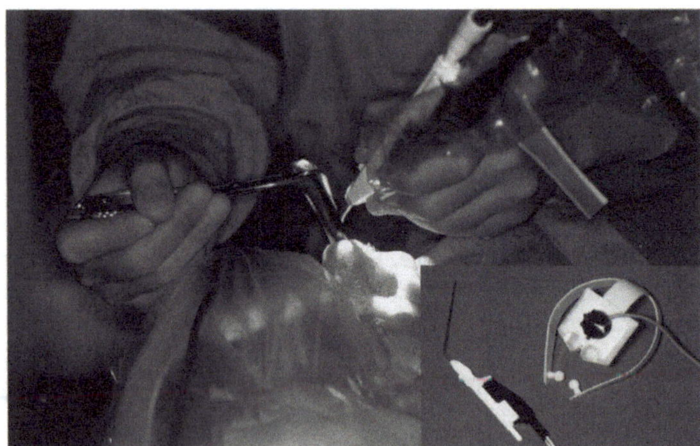

Abb. 7.5. Das elektromagnetische System InstaTrak 3500 (vti, Lawrence, USA) im intraoperativen Einsatz. Ein Sauger wird als Navigationsinstrument eingesetzt. *Rechts unten*: Headset und Navigationsinstrument des Systems

marker ermöglichen. Darüber hinaus ist die Integration einer automatischen Nachführeinrichtung für Patientenkopfbewegungen möglich. Derzeit sind nur für Eingriffe an der vorderen Schädelbasis Headsets verfügbar [23].

Der geringe Zeitaufwand, die geringe Patientenbelastung und gleichzeitig die hohe Genauigkeit haben dazu geführt, dass die Headset-Registration bei endonasalen Eingriffen die meistverwendete Methode darstellt (Abb. 7.5).

7.4.6
Oberflächen-Matching

Bei der Oberflächenregistration wird mit Hilfe eines Datensatzes mit Weichteildarstellung die Haut des Patienten mit einem „localizer" abgetastet und mit
der 3D-Rekonstruktion der Haut durch einen speziellen Rechenalgorithmus in
Korrelation gebracht. Seit kurzem stehen auch lasergestützte Scanner zur Verfügung, die ein berührungsloses Arbeiten und damit eine höhere Genauigkeit
ermöglichen. Das Verfahren ist nur wenig zeitaufwendig (ca. 2 – 3 min) und bietet
eine hohe Genauigkeit (Abb. 7.3).

Hierbei muss berücksichtigt werden, dass der zu scannende Bereich in un-
mittelbarer Nachbarschaft des Operationsgebietes liegen muss.

7.5
Präoperative Bilddatenerhebung

Nach Applikation der Referenzmarker bzw. Referenzsysteme erfolgt die Bild-
gebung. Die heutigen Systeme sind in der Lage, CT-, MRT-, SPECT- oder DSA-
Daten zu importieren und weiterzuverarbeiten [43]. Der Übertragungsmodus
kann mit den aktuellen Transportmedien MOD (Magnetooptical Disk), DAT
(Digital Audiotape) oder schneller und komfortabler über eine Netzwerkverbindung (Dicom-Standard) erfolgen. Da die Güte der Bildgebung entscheidenden
Anteil an der Genauigkeit der computerassistierten Chirurgie hat, stellen die
Scanparameter einen nicht unerheblichen Faktor dar. Im Rahmen der Schädelbasischirurgie sollten deshalb Scanprotokolle Verwendung finden, die eine möglichst hohe Genauigkeit in allen drei Ebenen ermöglichen.

In der Hals-Nasen-Ohrenheilkunde findet überwiegend die Computertomographie als Basis der Navigation Verwendung.

Um Artefakte durch Patientenbewegungen während der Bildgebung zu verhindern, sollte die Computertomographie als Spiral-CT durchgeführt werden.
Die Schichtdicke sollte 1 mm betragen, der Tischvorschub 2 mm nicht über-
schreiten. Bei einer resultierenden Pixelgröße von 0,5 mm sind somit Daten-
genauigkeiten von etwa 0,4 mm möglich. Bei der Verwendung von Niedrig-
dosisscanprotokollen ergibt sich eine Strahlenbelastung in der Größenordnung
konventioneller Schädelübersichtsaufnahmen. Bei Schichtdicken von 2 oder
mehr Millimetern kommt es besonders in der z-Achse durch Partialvolumen-
effekte zu deutlichen Ungenauigkeiten, die in der Größenordnung der entsprechenden Schichtdicke liegen können [43].

Um die Strahlen- und Kostenbelastung zu reduzieren, hat es sich bewährt,
diagnostische Computertomographien bereits mit Untersuchungsprotokollen
durchzuführen, die später für die Navigation Verwendung finden können. Eine
Archivierung in elektronischer Datenform ist hierbei sinnvoll. Das Einscannen
von ausgedruckten Schichtbildern ist mühselig und wird nur von wenigen Systemen als Datenbasis akzeptiert.

Bei Verwendung von MRT-Daten zur Navigation sollten hochauflösende, T1-gewichtete, als drei Blöcke gefahrene Sequenzen nach Kontrastmittelgabe durchgeführt werden.

Nur selten lassen sich Schichtdicken von weniger als 1 mm realisieren. Die verwendete Matrix sollte in Frequenzrichtung 512 Pixel, in Phasenrichtung nicht unter 256 Pixel beinhalten. Die sich dadurch ergebende anisotrope Auflösung in den drei Raumachsen kann zu verschiedenen Referenzierungsgenauigkeiten in Abhängigkeit von der jeweiligen Ebene führen.

Die Erzeugung isotroper Datensätze mit hoher Auflösung führt zu langen Scanzeiten (30–60 min). Entsprechende Artefakte durch Bewegungen des Patienten sind somit unausweichlich.

In jedem Fall problematisch ist die den MRT-Datensätzen inhärente Verzerrung in Phasenrichtung, die zu Ungenauigkeiten von mehreren Millimetern führen kann. Die heutigen modernen Navigationssysteme ermöglichen es, die Daten der unterschiedlichen Bildgebungsverfahren zu überlagern. Diese sog. „image fusion" kann im Rahmen der Operationsplanung erfolgen und wird meist vom Navigationssystem halbautomatisch durchgeführt [30] (s. Abb. 7.8). SPECT- und DSA-Daten können additiv eingebunden und dargestellt werden. Intraoperative Ultraschallbilder sind bei den meisten Systemen zudem implementierbar.

7.6
Segmentation und 3D-Editierung

Die Berechnung und Erstellung eines dreidimensionalen Datensatzes erfolgt bei den heutigen Systemen überwiegend vollautomatisch. Hiernach ist es möglich, Schnittbilder in beliebigen Schnittebenen zu erzeugen (Sekundärreformationen). Die Güte des Segmentationsalgorithmus wird maßgeblich durch das Volumen und Oberflächen-Rendering bestimmt.

Größere Schichtdicken der verwendeten Schnittbilder können jedoch auch bei modernen Algorithmen zu deutlichen Ungenauigkeiten führen [71].

Die meisten modernen Navigationssysteme bieten heute die Möglichkeit, die verwendeten Referenzmarker durch die Software automatisch bestimmen zu lassen. Mit Hilfe von Dichtemessungen werden die jeweiligen Marker erkannt.

Das automatische Vorgehen ist in aller Regel genauer als die manuelle Erstellung, jedoch ist eine Überprüfung der automatisch erkannten Marker notwendig, da auch sehr dichte Knochenanteile, z.B. im Bereich des Felsenbeines oder auch bei Zahnfüllmaterialien, fälschlich als Referenzmarker definiert werden können.

7.7
Operationsplanung

Die Darstellung der radiologischen Anatomie mittels dreidimensionalem Datensatz ermöglicht eine fast unbegrenzte Darstellungsart aus unterschiedlichen Betrachtungswinkeln. Diese Visualisierung bietet optimale Planungsmöglichkeiten im interdisziplinären Kontext. Insbesondere für die laterale Schädelbasis hat sich die farbige Dokumentation verschiedener Strukturen, die intraoperativ in das Okular des Mikroskops eingespiegelt werden können, bewährt. Inwieweit die Festlegung eines Eintritts- und Zielpunktes unter Verwendung eines zu definierenden Zugangsweges sinnvoll ist, bleibt dem jeweiligen Benutzer freigestellt.

Während bis vor kurzem die Einblendung nur monochrom und in axialer Schnittdarstellung der Operationsplanung möglich war, ermöglichen neue Techniken (z. B. Multivision, Fa. Zeiss) freie Gestaltungsmöglichkeiten und Kolorierungen der Einspiegelungsdaten.

7.8
Präoperative Registration

Vor Beginn der Navigation ist eine Korrelation der Patientenreferenzmarker mit denen der radiologischen Datensätze notwendig. Bei den meisten Systemen sind die einzelnen Punkte in beliebiger Reihenfolge wählbar. Durch die räumliche Beziehung der Punkte zueinander können die Navigationssysteme eine Zuordnung automatisch vornehmen. Je nach Lokalisation und Typ der Referenzmarker kann der Abgleich steril oder vor Abwaschen des Operationsgebietes durchgeführt werden. Bei Hautmarkern sollte die Registration vor der Hautinzision erfolgen, um mögliche Ungenauigkeiten durch Hautverschiebungen zu verhindern (s. Abb. 7.2). Bei Verwendung von knochenverankerten Markersystemen und fester Kopffixierung, z. B. in einer Mayfield-Klemme, bietet sich ein Abgleich nach Beendigung der Makrochirurgie an [9]. Veränderungen durch Positionsverschiebungen in der Kopfklemme oder des Operationstisches können so weitgehend vermieden werden.

Bei der Registration – wie auch später bei der intraoperativen Navigation – ist es wichtig, die Reichweite des entsprechenden Detektionssystems zu beachten.

Während die elektromechanischen Geräte die Reichweite offen erkennen lassen, beträgt die Reichweite von Kamerasystemen bei optoelektrischen CAS-Geräten ca. 1,5 – 2,0 m [6]. Elektromagnetische Systeme haben meist einen Aktionsradius von ca. 1 m.

Bereits präoperativ ist darauf zu achten, dass das Headtracking-System so ausgerichtet wird, dass auch während des operativen Eingriffs die Verbindung zum Navigationssystem bestehen bleibt. Je nach Eingriff und Positionierung von Operationsschwester, Anästhesist und Assistent kann es notwendig sein, dass Kamerasystem noch während des Eingriffes zu verschieben. Dieses ist bei den heutigen Systemen ohne Nachregistration möglich.

Die relative Güte der Registrationsprozedur wird über den Root Mean Square Error (RMSE) vom Navigationssystem ermittelt und von den meisten Geräten auch numerisch angezeigt. Dieser Wert stellt ein gemitteltes Maß für die Korrelation der radiologischen und patientenspezifischen Daten dar [7]. Bei fehlerhafter oder ungenauer Registration wird der Chirurg automatisch zur Nachregistration aufgefordert.

7.9
Plausibilitätsprüfung und intraoperative Navigation

Nach Abschluss der Registration ist eine Navigation nahezu in Echtzeit möglich. Bei allen auf dem Markt verfügbaren Systemen ist die Darstellung der Ortung in den Datensätzen unterschiedlich zu wählen. Die größte Verbreitung haben axiale, sagittale und koronare Schnittführungen, da sie seit Jahren den radiologischen Standard darstellen. Eine trajektoriale Darstellung entsprechend der Pointer-Achse oder aber auch eine Darstellung im Sinne einer virtuellen Verlängerung der Pointer-Spitze ist bei fast allen Systemen zusätzlich möglich [15, 29]. Um die Registrationsgüte, die das Systeme als RMSE-Wert angezeigt hat, zu kontrollieren, ist eine Plausibilitätsprüfung am Patienten durchzuführen. Hierbei werden mit dem Navigationsinstrument (Pointer) oder aber auch mit dem Autofokus eines navigationsgestützten Operationsmikroskops anatomische Landmarken (Radix nasi, Epikanthus, Meatus acusticus externus, Umbo etc.) angefahren und mit der Schichtdarstellung des Navigationssystems korreliert (Abb. 7.6).

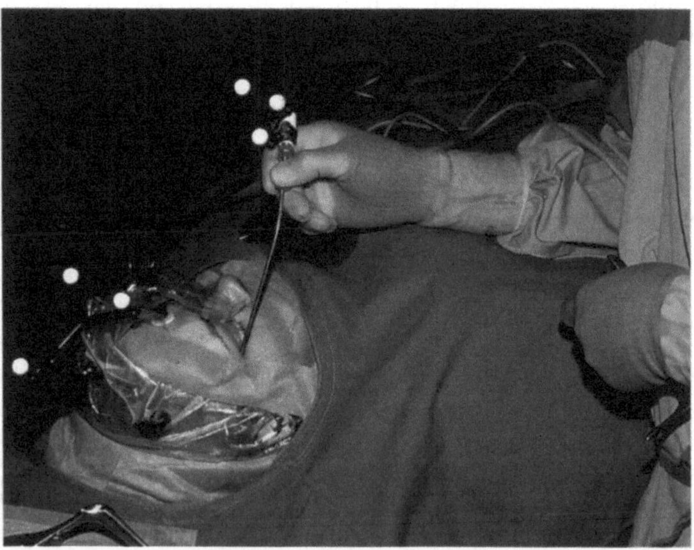

Abb. 7.6. Die Plausibilitätsprüfung erfolgt nach der Registration, noch vor Beginn der Operation. Die Genauigkeit des Systems wird vom Operateur überprüft. Dargestellt sind Kopfnachführsystem (DRF) und ein kalibrierter Sauger des Systems VectorVision² (BrainLAB)

Bei festgestellten Ungenauigkeiten lassen sich das Ausmaß und die Richtung der Abweichung bestimmen und bei der nachfolgenden Operation berücksichtigen. Sie können jedoch auch Anlass für eine Reregistration sein.

7.10
Navigationssysteme

Die Lokalisierung des Navigationspunktes kann durch unterschiedliche technische Verfahren erfolgen.

7.10.1
Korrelations- und Detektionsprinzipien

Elektromechanische Systeme haben in den ersten Jahren der computerassistierten Chirurgie die größte Verbreitung gehabt. Mit Zunahme der technischen Präzision erreichten sie eine sehr hohe Genauigkeit. Die fehlende Flexibilität bei ausladenden Bewegungen und insbesondere die zeitaufwendige Instrumentenadaption haben die Handlichkeit der Armsysteme jedoch stark eingeschränkt [20, 25, 33, 77]. Für den HNO-Bereich haben sie nie an Bedeutung gewonnen, heute sind sie nicht mehr kommerziell verfügbar.

Elektromechanische Mikroskopträgersysteme gleichen dem Konstruktionsprinzip eines Mehrgelenkarms, wie er auch für Industrieroboter Verwendung findet. Anfang der 90er-Jahre haben sich der Mehrkoordinatenmanipulator MKM der Fa. Carl Zeiss und das Surgiscope von Elekta etabliert. Die einzelnen Armsegmente wurden über Rotationsgelenke verbunden und die Winkelstellung jedes Gelenkes über Drehwinkelgeber an die System-Workstation weitergeleitet. Durch Online-Auswertung ließen sich die Raumkoordinaten berechnen [35, 44]. Trotz einer hohen Genauigkeit von etwa 0,2 mm haben die großen äußeren Abmessungen und insbesondere die reduzierte Flexibilität im intraoperativen Einsatz neben den hohen Investitionskosten von ca. 500.000 Euro zu einer geringen Verbreitung der Systeme geführt. Weitergehende Entwicklungen in Richtung Robotik wurden von den Herstellern nicht verfolgt. Inzwischen sind beide Systeme nicht mehr kommerziell erhältlich.

Ultraschallgestützte Systeme haben aufgrund der Störanfälligkeit des Detektionsprinzips durch Geräusche und Luftbewegung keine ausreichende Genauigkeit erreicht, sodass eine weitergehende Verbreitung verhindert wurde [32, 64].

Elektromagnetische Systeme haben im Bereich der Hals-Nasen-Ohrenheilkunde die größte Verbreitung gefunden. Sie bieten eine Systemgenauigkeit von ca. 0,5 mm.

Durch eine spezielle Koordinatenmesstechnik auf der Basis niederfrequenter elektromagnetischer Wellen wird die Position eines elektromagnetischen Empfängers durch Rückwirkung ferromagnetischer Anteile auf das Magnetfeld erfasst. Durch die Verwendung sequentiell aktivierter Spulen können metallinduzierte Magnetfeldstörungen reduziert, aber nicht vermieden werden [22, 65,

73, 74]. Dennoch sind spezielle Veränderungen im Umkreis des Operationsgebietes notwendig, da ansonsten die Störungen die Funktionstüchtigkeit des
Systems stark behindern können. Induktionen durch elektrische Ströme müssen
deshalb vermieden werden.

Die interdisziplinär größte Verbreitung haben heutzutage die optoelektrischen
Systeme. Sie ermöglichen eine technische Genauigkeit von bis zu 0,1 – 0,4 mm
[14, 21, 25, 30, 39, 58, 79].

Es können aktive und passive Verfahren unterschieden werden. Während die
aktiven Systeme spezielle Instrumente mit lichtemittierenden Dioden (LED)
beinhalten [13, 14, 16, 34], detektieren die passiven Systeme lichtreflektierende
Folien, die mit Hilfe von Adapterpassstücken auf dem jeweiligen Navigationsinstrument angebracht sind [60]. Das passive Verfahren (s. Abb. 7.2) verkörpert
prinzipiell eine etwas geringere Genauigkeit, die jedoch praktisch-klinisch
kaum Relevanz hat. Die Flexibilität der optoelektrischen Verfahren kann jedoch
durch eine ungünstige Anordnung der LED oder der Reflektorkugeln an den
Instrumenten eingeschränkt werden, da die Erkennung des bestückten Instrumentariums nur bis zu einem vorgegebenen Einfallswinkel der Kamerasysteme
möglich und exakt ist. Die meisten Instrumente besitzen deshalb eine semi-
zirkuläre LED-Anordnung.

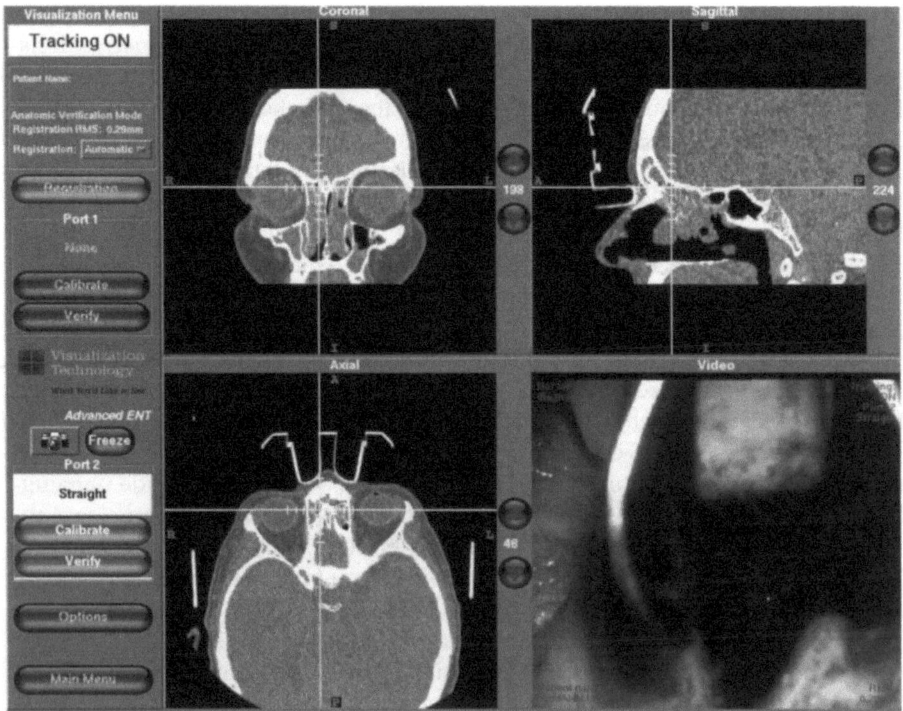

Abb. 7.7. Abbild des Monitors intraoperativ beim InstaTrak (vti). Das Videobild des Operationsmikroskops wird in Echtzeit in einem Fenster am Navigationsbildschirm übertragen

7.10.2
Instrumentgestützte Navigation

So genannte Pointer-Systeme, die eine Instrumentenspitze als „localizer" nutzen, haben sich in der Hals-Nasen-Ohrenheilkunde durchgesetzt. Für Nasennebenhöhleneingriffe stellen sie das einzig praktikable Verfahren dar. Navigation kann nur dann hilfreich sein, wenn sie Informationen akkurat und „real time" zur Verfügung stellt. Die Bestimmung einer anatomischen Struktur mit Hilfe eines Pointer-Instrumentes, eines so genannten „localizer", ist in der Nasennebenhöhlenchirurgie nur wenig sinnvoll. Nach dem Wechsel des Instrumentariums kann eine Blutung die Orientierung so erschweren, dass das nachfolgende Instrument, z.B. Zange oder Bohrer, die vorher bestimmte Position verfehlen kann. Die Einbindung chirurgischer Instrumente hat sich als sehr hilfreich erwiesen, da während der Bearbeitung von anatomischen Strukturen eine ständige Aktualisierung der Ortungsdaten erfolgt.

Während in früheren Jahren nur Zeigeinstrumente in das Navigationssystem eingebunden werden konnten, stehen inzwischen unterschiedlichste Instrumente wie z.B. Bohrer und Shaver-Systeme als Navigationsinstrumente zur Verfügung [44] (Abb. 7.4).

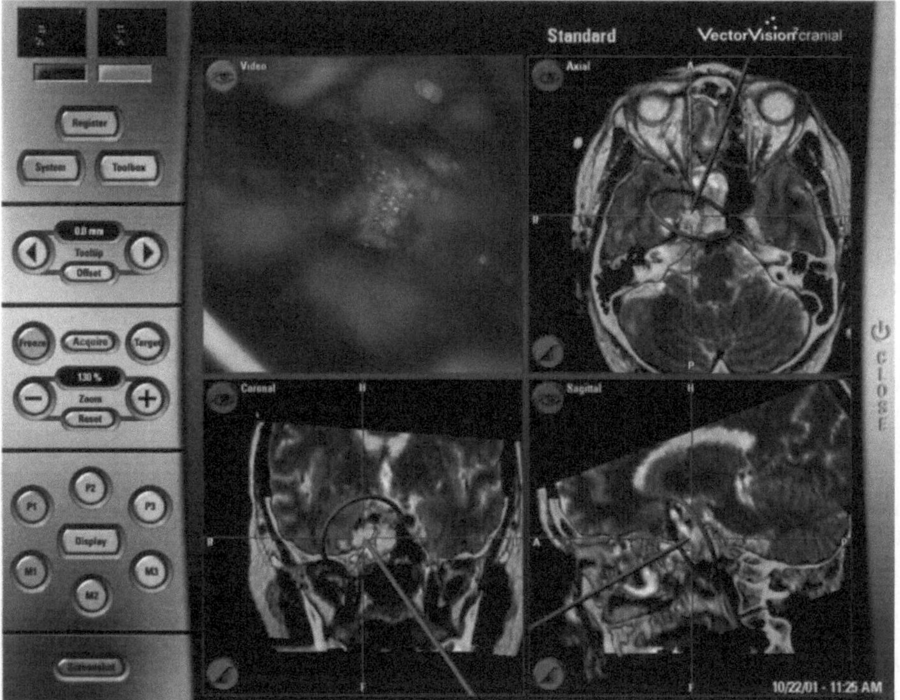

Abb. 7.8. Abbild des Monitors intraoperativ beim VectorVision² (BrainLAB). Die CT- und MRT-Datensätze wurden fusioniert, um Knochen- und Weichteildarstellung gleichzeitig überlagert zu ermöglichen

Bei videoendoskopisch durchgeführten Operationen ist es inzwischen bei allen Systemen möglich, durch eine Picture-in-picture-Funktion eine orthogonale Schnittbilddarstellung der radiologischen Daten sowie in einem Quadranten das videoendoskopische Bild auf dem Monitor des Navigationssystems darzustellen [2, 17]. Der stetige Blickwechsel zwischen Videomonitor und Bildschirm des Navigationssystems ist somit entfallen (Abb. 7.7 und Abb. 7.8).

Bei mikroskopisch durchgeführten Operationen ist der beschriebene Blickwechsel noch notwendig.

Inwieweit die Einblendung des Navigationsbildschirms in ein Okular des Mikroskops hilfreich ist, bleibt dem einzelnen Operateur überlassen.

7.10.3
Mikroskopgestützte Navigation

Bis vor wenigen Jahren wurden mikroskopintegrierte Navigationssysteme ausschließlich von den Firmen Carl Zeiss und Elekta angeboten. Neben den bereits beschriebenen Systemen MKM und Surgiscope befanden sich das SMN (Fa. Carl Zeiss, Oberkochen) und das Viewscope (Fa. Elekta, Stockholm) als Mikroskope mit einem modifizierten Contraves- bzw. Mitaka-Stativ auf dem Markt [35]. Im Gegensatz zu den größeren Brüdern der Produktfamilie waren diese Systeme deutlich einfacher zu positionieren (Abb. 7.9). Bei allen mikroskopgestützten Navigationssystemen ermittelt ein Infrarotlaser durch Triangulationsberechnung den Abstand zum Operationsgebiet und bewirkt damit die exakte Fokussierung des Mikroskops [31]. Gleichzeitig werden die Raumkoordinaten an den Systemrechner weitergeleitet.

Nachdem sich die Fa. Carl Zeiss im Jahr 2000 vom Produktbereich Navigation getrennt hatte, wurde die Schnittstelle der Zeiss-Mikroskope für alle Navigationssystemhersteller offen gelegt. Gleiches gilt auch für die Firmen Leica, Müller-Wedel und Olympus, die den operationsmikroskopischen Markt weltweit untereinander aufteilen.

In der Hals-Nasen-Ohrenheilkunde findet die mikroskopgestützte Navigation vornehmlich im Bereich der lateralen Schädelbasis Verwendung. Die ersten Versionen der autofokusgesteuerten Navigationssysteme beinhalteten nicht die Möglichkeit der zusätzlichen Einbindung eines Pointer-Instrumentes. Dies hatte zur Folge, dass die Navigation nur als Aufsichtsmessung erfolgen konnte.

Bei stark blutenden Verhältnissen oder Liquorfluss fokussiert das Mikroskop auf die Flüssigkeitsoberfläche. Eine Navigation in Bezug auf relevante anatomische Strukturen ist somit unmöglich, da eine manuelle Einstellung aufgrund der unterschiedlichen Tiefenschärfe nur sehr ungenau erfolgen kann.

Heutzutage ist Navigationssystemen eine zusätzliche Integration von Instrumenten gemein. Die fokusgeführte Navigation ermöglicht die Nutzung des gewohnten Instrumentariums ohne stetiges Umsetzen der LED- bzw. Transmitter-Module (Instrumenten-Tracker) und ohne Detektionsproblematik der Infrarotkamerasysteme („line of sight"). Abgewinkelte Instrumente ermöglichen im Gegensatz zur Fokusnavigation eine „Ums-Eck-Navigation".

Tabelle 7.1. Übersicht über 3D-Naviagionssysteme

Hersteller	System	Digitizer Typ / Navigationsinstrument	Firmensitz	Web-Site
BrainLAB	VectorVision Compact	Optoelektrisch, passiv, Pointer, Einbindung von Instrumenten und Mikroskop	Heimstetten, Deutschland	www.brainlab.com
BrainLAB	VectorVision^2	Optoelektrisch, passiv, Pointer , Einbindung von Instrumenten und Mikroskop	Heimstetten, Deutschland	www.brainlab.com
Carl Zeiss	MKM	Elektromechanisch und optoelektrisch, Pointer, Einbindung von Mikroskop	Oberkochen, Deutschland	www.zeiss.de
Cbyon	Cbyon Suite	Optoelektrisch, aktiv, Pointer, und Einbindung von Instrumenten	Palo Alto, CA, USA	www.cbyon.com
Compass Inc.	The Cygnus-PFS Image-Guided Surgery System	Elektromagnetisch, Pointer	Rochester, MN, USA	www.compass.com
medivision	medivision	Optoelektrisch, aktiv, Pointer	Oberdorf, Schweiz	www.stratec.com www.medivision.ch
Medtronic Sofamar Danek	StealthStation ® Mach 4.0	Optoelektrisch, aktiv und passiv, Einbindung von Instrumenten und Mikroskop, Laseroberflächenregistrierung	Minneapolis, MN USA	www.sofamordanek.com
Medtronic Xomed	LandmarX System	Optoelektrisch, aktiv, Einbindung von Instrumenten und Mikroskop	Jacksonville, FL, USA	www.xomed.com
Nicolet	NEN	Elektromagnetisch, Pointer	Madison, WI, USA	www.nicoletbiomedical.com
Radionics	OTS 3.0 ® Optical tracking System	Optoelektrisch, aktiv, Einbindung von Instrumenten	Burlington, MA, USA	www.radionics.com
SNS	SMN 3.6	Optoelektrisch, aktiv, Einbindung von Instrumenten und Mikroskop	Aalen, Deutschland, Mississauga, Canada	www.surgnav.com
SNS	STN 3.0	Optoelektrisch, aktiv, Einbindung von Instrumenten	Aalen, Deutschland, Mississauga, Canada	www.surgnav.com
Stryker Leibinger	Stryker Navigation System	Optoelektrisch, aktiv, Pointer, Einbindung von Instrumenten und Mikroskop	Freiburg, Deutschland	www.leibinger.net
SulzerMedica	Navitrak	Elektromagnetisch, Pointer	Winterthur, Schweiz Montreal, Canada	www.sulzermedica.com www.orthosoft.ca
vti	ENTrack	Elektromagnetisch, Pointer, Einbindung von Instrumenten und Mikroskop	Lawrence, MA , USA	www.vitech.com
vti	InstaTrak 3500	Elektromagnetisch, Pointer, Einbindung von Instrumenten und Mikroskop	Lawrence, MA , USA	www.vitech.com
z-kat	Voyager 2001	Optoelektrisch, aktiv, Pointer, Einbindung von Instrumenten und Mikroskop	Miami, FL, USA	www.z-kat.com

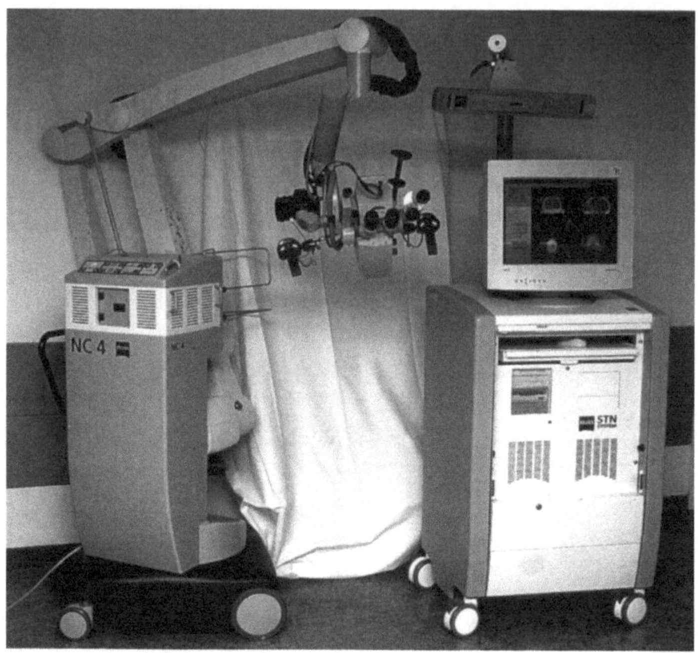

Abb. 7.9. Das SMN-System (SNS, Aalen, Deutschland) ist ein optoelektrisches, aktives Navigationssystem. Die Kamera nimmt das Licht der an den Instrumenten angebrachten Dioden auf, um deren Position zu bestimmen. Durch die Einbindung des NC-4-Mikroskops der Firma Carl Zeiss (Oberkochen, Deutschland) ist auch eine durch den Autofokus des Mikroskops gestützte Navigation möglich

7.11
Systemanforderungen in der Hals-Nasen-Ohrenheilkunde

Voraussetzung eines erfolgreichen chirurgischen Eingriffs ist die genaue Kenntnis der normalen, aber auch der patientenindividuellen Anatomie und Pathoanatomie. Computertomographie und Kernspintomographie haben eine neue Ära der Radiologie eingeleitet. Die bald entwickelten dreidimensionalen Bildverarbeitungssysteme vermochten durch die unterschiedlichen, der Pathologie anzupassenden Darstellungsmöglichkeiten auch das dreidimensionale Verständnis des Chirurgen ganz wesentlich zu unterstützen. Dennoch kann sich die Korrelation der zweidimensionalen CT- [10, 30, 46] oder MRT-Bilder [30, 75] am Sichtschirm mit dem intraoperativen Situs sehr schwierig darstellen. Eine bessere Nutzung der präoperativen Daten während des chirurgischen Eingriffs wird mit der intraoperativen Navigation möglich.

Nach den Anfängen der computerassistierten Chirurgie, die mit deutlichen klinischen Limitationen nur zögerlich Anerkennung fand, haben die rapiden Entwicklungen der elektronischen Datenverarbeitung und der Elektrotechnik Systeme ermöglicht, die heute den Anforderungen der Hals-Nasen-Ohrenheilkunde genügen können.

Während neurochirurgische intrakranielle Eingriffe fast regelhaft mit fester Kopffixierung (z. B. Mayfield-Klemme) erfolgen [9, 61, 70], durch „brainshift" die Genauigkeitsansprüche schnell relativiert werden und auch Vorbereitungszeiten für die CAS-Systeme von knapp einer Stunde bei Operationszeiten von meist mehr als fünf Stunden bereits vor Jahren akzeptabel erschienen, sind Einsätze im Hals-Nasen-Ohrenbereich schnell an Grenzen gestoßen [37, 40, 41, 56, 67, 68].

Im Bereich der Schädelbasis, mit feinsten Strukturen eingebettet in Knochen, wurde eine Genauigkeit von ca. 1 mm gefordert, da jede höhere Abweichung eher eine Gefahr als eine Hilfe darstellen würde. Besonders in der zeitlich überschaubaren Nasennebenhöhlenchirurgie wurde eine zeitliche Mehrbelastung durch die Anwendung der Navigation nur sehr eingeschränkt akzeptiert. Während knochenverankerte Referenzpunkte eine zu große Patientenbelastung mit sich bringen, können Hautklebemarker nicht die geforderte Minimalabweichung erfüllen [39, 41, 51].

Erst die Verwendung alternativer Registrationsmethoden mit Hilfe von Headsets, Mundstücken und Oberflächenregistration haben praktikable Vorgänge im HNO-Bereich ermöglicht.

Während in früherer Zeit die präoperative Vorbereitung des Navigationssystems ohne Bildgebung ca. 40–50 min betrug, sind heute bei fast allen Systemen Zeiten von 5–10 min üblich [11]. Zusätzlicher individueller Zeitbedarf ist jedoch bei der Planung des Eingriffs zu addieren. Die Handhabung der Systeme hat inzwischen anwenderfreundliche Dimensionen erreicht, sodass eine mehrtägige Einarbeitung nicht mehr erforderlich ist. Die Forderung, dass die Navigationssysteme vom Operateur allein bedienbar sind, ist derzeit noch nicht konsequent umgesetzt. Virtuelles Keyboard, Fernbedienung, Touchscreen, Fußschalter und virtuelle Maus sind Ansätze, eine Einmannbedienung zu ermöglichen. Versuche, die Sprachsteuerung zu implementieren, haben bisher zu keinem funktionstüchtigen System geführt. Die Perfektionierung der Registrationsformen hat zu einer erheblichen Genauigkeitssteigerung der computerassistierten Chirurgie geführt. Eine klinische Restungenauigkeit ist jedoch allen Navigationssystemen gleich.

So genau der Abgleich der radiologischen Daten und der präoperativen Registration auch erfolgt, die intraoperativen Veränderungen durch Weichteilgewebe-Shift sind derzeit nur sehr aufwendig zu bestimmen und auszugleichen.

Die Integration von Ultraschall, die ein intraoperatives Update ermöglicht, ist derzeit noch sehr umständlich zu handhaben und bedarf weiterer Entwicklung [64]. Die Schädelbasischirurgie mit festen knöchernen Landmarken ist aus diesem Grund nach wie vor die Domäne der navigierten Chirurgie. Ein Update des radiologischen Datensatzes ist bisher nur in wenigen Zentren mit Hilfe der intraoperativen MRT oder CT umfassend möglich. Neben der Strahlenbelastung bei der Computertomographie sind bei der MRT umfangreiche Anpassungen des operativen Umfeldes im Bereich des Magnetfeldes notwendig. Spezielle Operationstische und -instrumente, aber auch gesonderte anästhesiologische Materialien und Gerätschaften lassen eine weitergehende Verbreitung allein für die intraoperative Aktualisierung der Navigationsdaten unwahrscheinlich erscheinen [18, 19]. Nicht zuletzt der enorme Kostenaufwand wird dazu führen, die Ultraschalltechnologie vornehmlich zur intraoperativen Aktualisierung der Datensätze zu nutzen.

Die Investitionskosten für Navigationssysteme bewegen sich zwischen ca. 150.000 – 400.000 Euro. Die Entwicklungen der letzten Jahre haben gezeigt, dass die Firmenbetreuung der Navigationssysteme sich auch heute noch sehr aufwendig darstellen kann. Trotz relativ hoher Verkaufspreise hat sich der Markt der Navigationsanbieter in den letzten Jahren deutlich bereinigt.

Während vor wenigen Jahren noch etwa zwanzig Anbieter auf dem Markt zu finden waren, sind auf dem europäischen Markt nur noch eine Hand voll Firmen aktiv. Neben den Firmen BrainLAB (Heimstetten, Deutschland; s. Abb. 7.3, 7.6, 7.8), Medtronic (Jacksonville, FL, USA), vti (Woburn, MA, USA; s. Abb. 7.5, 7.7 sowie Abb. 7.10) findet sich nur noch die Fa. Stryker Leibinger (Freiburg, Deutschland) mit nennenswerten Neuinstallationen. Auf dem orthopädischen und unfallchirurgischen Fachgebiet sind zusätzlich die Firmen medivision (Oberdorf, Schweiz) und Sulzer (Winterthur, Schweiz) tätig.

Da zu erwarten ist, dass auch in den nächsten Jahren die Navigationssysteme einen erheblichen Betreuungsbedarf erfordern, ist bei der Beschaffung des Systems auf einen mittelfristig gesicherten Support durch den Hersteller zu achten.

Bei einer Investition in ein CAS-System muss die Dauer der Gerätegeneration von ca. 5 Jahren berücksichtigt werden.

Die intraoperative Genauigkeit der auf dem Markt befindlichen Navigationssysteme unterscheidet sich nur unwesentlich. Größeren Einfluss haben die verwendeten Registrationsmethoden und Nachführsysteme. Die Genauigkeit der verwendeten Schraubmarker, Headsets, Laser, Oberflächenregistrationen oder oberkieferfixierten Registrationsmodule liegt zwischen 1,0 und 1,5 mm [16, 22, 25, 26, 30, 46, 63, 78, 80, 82].

Da keines der auf dem Markt erhältlichen Systeme intraoperative Veränderungen automatisch erkennt, ist der Operateur aufgefordert, regelmäßige Überprüfungen der Systemgenauigkeit durch das Aufsuchen von entsprechenden Landmarken vorzunehmen.

7.12
Navigationsindikationen in der Hals-Nasen-Ohrenheilkunde

Die Anwendungsbereiche für Navigationssysteme sind derzeit in der Diskussion [36, 40, 41, 48, 49, 55]. Während manche Anwender die computergestützte Navigation im Routineeinsatz betreiben, sehen andere den Einsatz in anatomisch schwierigen Regionen [38, 57, 59, 64].

Anatomische Veränderungen durch Traumen, Neoplasien oder Dysplasien können die Orientierung deutlich erschweren, sodass die Navigation eine deutliche Hilfe für den Chirurgen darstellen kann ([24, 62]; s. Abb. 7.8).

Abb. 7.10.
Das InstaTrak 3500 (vti) ist ein elektromagnetisches System. Der Datentransport
erfolgt über das Netzwerk oder MOD.
Der Screentouchmonitor ist zeitgleich
das Eingabegerät für die Steuerung des
Systems, das vom Operateur steril bedient
werden kann

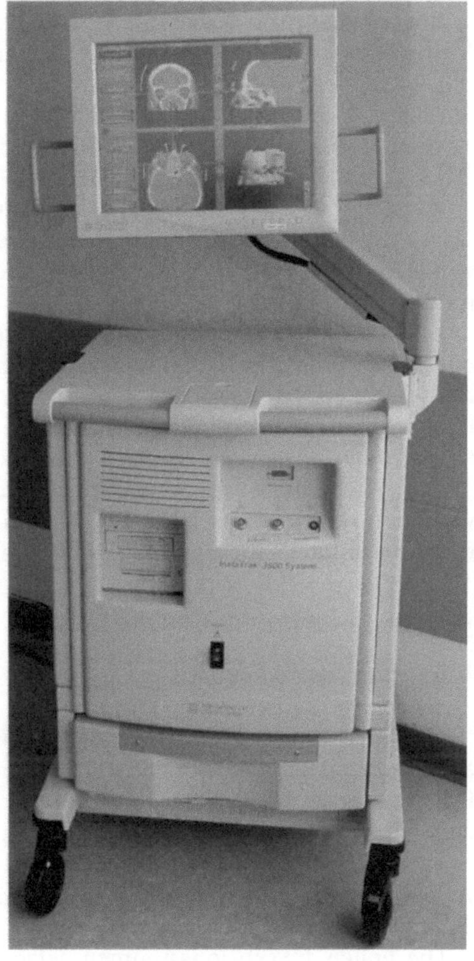

Bei der Fremdkörpersuche oder Biopsieentnahme in kritischen Regionen bieten CAS-Systeme ein Instrumentarium, mit dem ohne erneute Strahlenbelastung
ein gezieltes Aufsuchen des Fremdkörpers möglich ist [76]. Die Identifikation und
ggf. die Freilegung entsprechender Landmarken ist meist nicht nötig und damit
eine Schonung der umgebenden Strukturen möglich. Bei Verwendung minimal-
invasiver Zugangswege, die die gewünschte Übersicht vermissen lassen, mag die
Lokalisation des Instrumentes von Wichtigkeit sein. CAS-Systeme können bei der
exakten Platzierung von Hohlsonden oder von radioaktiven „seeds" im Rahmen
der Afterloading-Therapie von großer Bedeutung sein. Weitere Anwendungen
für Navigationssysteme liegen im Einstieg in neue Operationsgebiete [12]. Die
Visualisierung des Navigationssystems kann dabei eine entscheidende Hilfe darstellen. Auch bei vorhandenem Mitbeobachtertubus ist es für die Assistenz häufig
schwierig, der Anatomie im Operationsgebiet zu folgen. Auch hier hat sich der
Einsatz von CAS bewährt.

Forderungen im Bereich der Qualitätssicherung und der evidenzbasierten Medizin lassen eine Evaluation der Benefits von Navigationssystemen notwendig erscheinen. Wegen der unterschiedlichen Krankheitsbilder, des sehr schnellen Entwicklungsintervalls und damit der Ablösung vorhandener Navigationssysteme gab es bisher im HNO-Bereich keine kontrollierten Studien zur Effizienz von Navigationssystemen.

Es bleibt deshalb zu fordern, dass Aussagen über eine Reduzierung der Operationszeiten, geringere Komplikationsraten oder komplettere Ausräumung von Pathologien unter Einbeziehung einer Kontrollgruppe getroffen werden müssen.

Erst entsprechende Studien werden zeigen können, ob die Sicherheit des operativen Eingriffs durch die Navigationstechnologie erhöht und die Operationsdauer reduziert werden kann. Dann erst steht zu erwarten, dass Navigationssysteme nachweislich in der Lage sein werden, die Gesundheitskosten durch eine Minderung der Rezidive und Komplikationsraten zu reduzieren.

Die erfreulichen Ergebnisse verschiedener Anwender lassen jedoch bereits vermuten, dass auch im HNO-Bereich ein Navigationssystem in einigen Jahren fester Bestandteil chirurgischer Hilfsmittel sein wird.

7.13
Zukünftige Entwicklungen

Um eine weitergehende Verbreitung und häufigere Anwendung der Systeme zu erreichen, müssen die Systeme noch einfacher und intuitiver zu bedienen sein. Es ist zu fordern, dass die Software individuell zugeschnitten wird und damit den Bedürfnissen des jeweiligen Nutzers angepasst werden kann.

In Anbetracht der hohen Personalkosten ist es unabdingbar, dass die Geräte vom Operationstisch durch das Hilfspersonal oder den Operateur bedient werden können.

Die hohen Investitionssummen setzen bei reduzierten Ressourcen in den meisten Kliniken eine interdisziplinäre Nutzung voraus. Fachrichtungsspezifische Adaptionen sollten deshalb in jedes System implementierbar sein [52].

Die klinische Genauigkeit der Systeme wird längst nicht mehr durch die technische Präzision der Geräte bestimmt (ca. 0,1–0,5 mm; [23, 42]).

Bilddaten und vor allem die Registrationsprozeduren sorgen derzeit für Genauigkeiten, die über 1 mm liegen können und z. T. Abweichungen bis zu 5 mm mit sich bringen.

Genauere Bildgebungssysteme sind in der Entwicklung. Die Registrationssysteme für die laterale Schädelbasis müssen deutlich verbessert werden.

Aufgrund der rechtlich immer schwieriger werdenden Ausbildung an Präparaten ist zu beobachten, dass die Navigationssysteme auch in der Aus- und Weiterbildung einen wichtigen Stellenwert einnehmen. Inwieweit die Kostenträger oder aber die gerichtlichen Instanzen in Deutschland die Verwendung von Navigationssystemen fordern werden, ist derzeit nur schwer abschätzbar. Sollten die oben genannten Studien zur Effizienz entsprechende Ergebnisse hervorbringen, könnten Versicherungen im Rahmen der Qualitätssicherung bei speziellen Eingriffen die Unterstützung durch Orientierungssysteme verlangen. Inwieweit die Robotik die reine Navigation ablösen wird, ist derzeit noch nicht absehbar. Hohe Investitionskosten und folgenreiche Aspekte der Produkthaftung (Medizinproduktegesetz) bremsen derzeit die Entwicklungsaktivitäten im HNO-Bereich.

Die computergestützte Chirurgie hat einen Entwicklungsstand erreicht, der heute eine sinnvolle klinische Nutzung ermöglicht. Dennoch muss weitere Forschungs- und Entwicklungsarbeit geleistet werden, um eine vollständige Integration in den operativen und klinisch-organisatorischen Ablauf zu ermöglichen. Hierbei wird es wesentlich sein, dass die Navigation nicht als „Stand-alone-Gerät" gesehen wird, sondern in sämtliche diagnostische und therapeutische Modalitäten eingebunden wird. Weiterentwicklungen werden im Operationssaal in Zusammenarbeit mit Ingenieuren, Technikern und Medizinern erfolgen müssen.

Das Potential der Navigationssysteme bezüglich Dokumentation, Qualitätssicherung und Ausbildung ist somit noch lange nicht erschöpft.

Literatur

1. Adams L, Krybus D, Meyer-Ebrecht D, Rueger R, Gilsbach JM, Mösges R, Schlöndorff G (1990) Computer assisted surgery. IEEE Comput Graphics Appl 10: 43–51
2. Anand VK, Kacker A (2000) Value of radiologic imaging and computer assisted surgery in surgical decisions of the anterior skull base lesions. Rhinology 38: 17–22
3. Anon JB (1998) Computer-aided endoscopic sinus surgery. Laryngoscope 108: 949–961
4. Anon JB, Lipman SP, Oppenheim D (1994) Computer-assisted endoscopic sinus surgery. Laryngoscope 104: 901–905
5. Bale RJ, Vogele M, Freysinger W, Gunkel AR, Martin A, Bumm K, Thumfart WF (1997) Minimally invasive head holder to improve the performance of frameless stereotactic surgery. Laryngoscope 107: 373–377
6. Buchholz R, Sturm C, Henderson J (1996) Detection of brain shift with an image guided ultrasound device. Acta Neurochir 138: 627
7. Buchholz RD, Smith KR (1993) Comparison of sonic digitizers versus light emitting diode-based localization. In: Maciunas RJ (ed) Interactive image-guided neurosurgery. AANS Publications, USA, p 179–200
8. Burghart CR, Hassfeld S, Soler L, Woern H (2001) Safety in computer assisted surgery. Stud Health Technol Inform 81: 82–84
9. Carney AS; Patel N; Baldwin DL; Coakham HB; Sandeman DR (1996) Intra-operative image guidance in otolaryngology – the use of the ISG viewing wand. J Laryngol Otol 110: 322–327
10. Cartellieri M, Vorbeck F (2000) Endoscopic sinus surgery using intraoperative computed tomography imaging for updating a three-dimensional navigation system. Laryngoscope 110: 292–296
11. Cartellieri M, Vorbeck F, Kremser J (2001) Comparison of six three-dimensional navigation systems during sinus surgery. Acta Otolaryngol 121: 500–504
12. Casiano RR, Numa WA Jr (2000) Efficacy of computed tomographic image-guided endoscopic sinus surgery in residency training programs. Laryngoscope 110: 1277–1282
13. Caversaccio M, Bachler R, Ladrach K, Schroth G, Nolte LP, Hausler R (1999) The „Bernese" frameless optical computer aided surgery system. Comput Aided Surg 4: 328–334

14. Caversaccio M, Bachler R, Ladrach K, Schroth G, Nolte LP, Hausler R (2000) Frameless computer-aided surgery system for revision endoscopic sinus surgery. Otolaryngol Head Neck Surg 122: 808–813
15. Christ CP, Haid CT, Wolf SR, Klimek L (1996) Indications and requirements of computer-assisted surgery of the middle cranial fossa and the temporal bone. In: Taylor RH, Lavallée S, Burdea GC, Mösges R (eds) Computer integrated surgery: Technology and clinical applications. MIT Press, Cambridge Massachusetts London, p 621–624
16. Claes J, Koekelkoren E, Wuyts FL, Claes GM, Van den HL, Van de Heyning PH (2000) Accuracy of computer navigation in ear, nose, throat surgery: the influence of matching strategy. Arch Otolaryngol Head Neck Surg 126: 1462–1466
17. Enders S, Heermann R, Freitag H, Lenarz T (1997) SPOCS-Navigationssystem: Arbeitsweise, Möglichkeiten und Grenzen in der Nasennebenhöhlenchirurgie. ORL Nova 2: 81
18. Fahlbusch R, Ganslandt O, Nimsky C (2000) Intraoperative imaging with open magnetic resonance imaging and neuronavigation. Childs Nerv Syst 16: 829–831
19. Fahlbusch R, Steinmeier R, Huk W (1997) Neuronavigation and intraoperative MRI in transsphenoidal surgery. Skull Base Surgery 7 (Suppl2): 35–36
20. Freysinger W, Gunkel AR, Vogele M, Bale RJ, Thumfart WF (1996) Einsatz der ISG Viewing Wand in der HNO-Chirurgie. ORL Nova 6: 223–228
21. Freysinger W, Truppe MJ, Gunkel AR, Thumfart WF (2001) A full 3D-navigation system in a suitcase. Comput Aided Surg 6: 85–93
22. Fried MP, Kleefield J, Gopal H, Reardon E, Ho BT, Kuhn FA (1997) Image-guided endoscopic surgery: results of accuracy and performance in a multicenter clinical study using an electromagnetic tracking system. Laryngoscope 107: 594–601
23. Galloway RL, Macunias RJ, Latimer JW (1991) The accuracies of four stereotactic frame systems: „An independent assessment". Biomed Instrum Technol 25: 457–460
24. Grevers G, Menauer F, Leunig A, Caversaccio M, Kasenbauer E (1999) Navigationschirurgie bei Nasennebenhöhlenerkrankungen. Larngo Rhino Otol 78: 41–46
25. Gunkel AR, Freysinger W, Thumfart WF (2000) Experience with various 3-dimensional navigation systems in head and neck surgery. Arch Otolaryngol Head Neck Surg 126: 390–395
26. Gunkel AR, Thumfart WF, Freysinger W (2000) Computerunterstützte 3D-Navigationssysteme. HNO 48: 75–90
27. Gunkel AR, Vogele M, Martin A, Bale RJ, Thumfart WF, Freysinger W (1999) Computer aided surgery in the petrous bone. Laryngoscope 109: 1793–1799
28. Gunkel AR, Freysinger W, Martin A, Volklein C, Bale RJ, Vogele M, Thumfart WF (1997) Three-dimensional image-guided endonasal surgery with a microdebrider. Laryngoscope 107: 834–838
29. Gunkel AR, Freysinger W, Thumfart WF (1997) Computer-assisted surgery in the frontal and maxillary sinus. Laryngoscope 107: 631–633
30. Hassfeld S, Muhling J (2000) Comparative examination of the accuracy of a mechanical and an optical system in CT and MRT based instrument navigation. Int J Oral Maxillofac Surg 29(6): 400–407
31. Hauser R, Westermann B (1999) Optical tracking of a microscope for image-guided intranasal sinus surgery. Ann Otol Rhinol Laryngol 108: 54–62
32. Hauser R, Westermann B, Reinhardt H, Probst R (1996) Computerunterstützte Chirurgie der Nasennebenhöhlen mit einem optoelektronischen Ortungssystem. Laryngo Rhino Otol 75: 199–207
33. Hauser R, Westermann B, Probst R (1997) Non-invasive tracking of patient's head movements during computer-assisted intranasal microscopic surgery. Laryngoscope 107: 491–499
34. Heermann R, Husstedt H, Schwab B, Tyra G, Becker H, Lenarz T (2001) 3D-Navigation mit dem EasyGuide System im Kopf-Hals-Bereich. ORL Nova 10: 277–283
35. Heermann R, Issing PR, Husstedt H, Becker H, Lenarz T (2001) Einsatz des Navigationssystems MKM im Bereich der lateralen Schädelbasis. Laryngo Rhino Otol 80: 569–575
36. Heermann R, Lenarz T (1998) Navigationssysteme in der Orbitachirurgie. In: Referateband der Jahrestagung der Deutschen Gesellschaft für Hals-Nasen-Ohrenheilkunde, Kopf-, Halschirurgie. Springer, Berlin Heidelberg New York Tokyo, S 111–123
37. Heermann R, Schwab B, Issing PR, Haupt C, Lenarz T (2001) Navigation with the Stealth-Station in skull base surgery: An otolaryngological perspective. Skull Base 11: 277–285

38. Heermann R, Mack KF, Schwab B, Issing PR, Haupt C, Becker H, Lenarz H (2000) Möglichkeiten und Grenzen von Navigationssystemen bei Eingriffen an der vorderen Schädelbasis. In: Schmelzle R (Hrsg) Schädelbasischirurgie. Al-Budoor, Damaskus, S 171–175

39. Heermann R, Mack KF, Issing PR, Haupt C, Becker H, Lenarz T (2001) Schädelbasischirurgie mit einem optoelektrischen Navigationssystem. HNO 49: 1019–1025

40. Heermann R, Schwab B, Issing PR, Haupt C, Hempel C, Lenarz T (2001) Image-guided surgery of the anterior skull base. Acta Oto Laryngol 121: 973–978

41. Heermann R, Schwab B, Mack KF, Lenarz T (2000) Intraoperative navigation in skull base surgery. In: Fahlbusch R, Buchfelder M (eds) The centre of the skull base. Einhorn, Reinbek, p 33–44

42. Horstmann GA, Reinhardt HF (1994) Micro-stereometry: a frameless computerized navigating system for open microsurgery. Comput Med Imaging Graph 18: 229–233

43. Husstedt H, Heermann R, Becker H (1999) Contribution of low-dose CT-scan: protocols to the total positioning error in computer aided surgery. Comput Aided Surg 5: 275–280

44. Kavanagh KT (1994) Applications of image-directed robotics in otolaryngologic surgery. Laryngoscope 104: 283–293

45. Kikinis R, Gleason PL, Jolesz FA (1996) Surgical planning using computer-assisted three-dimensional reconstructions. In: Taylor RH, Lavallée S, Burdea GC, Mösges R (eds) Computer integrated surgery: Technology and clinical applications. MIT Press, Cambridge Massachusetts London, p 147–154

46. Klimek L, Laborde G, Mösges R, Wenzel M (1993) Ein neues Verfahren zur Entfernung von Fremdkörpern im Kopfbereich. Unfallchirurg 96: 213–216

47. Klimek L, Mösges R, Lamprecht J, Korves B (1992) Identifikation und Entfernung orbitaler Fremdkörper mit dem CAS (Computer-Assisted-Surgery)-System. Laryngo Rhino Otol 71: 221–223

48. Korves B, Klimek L, Mösges R (1996) Surgical decompression in endocrine orbitopathy – a three-dimensional locating device ensures greater safety. ORL 58: 46–50

49. Kurzeja A, Wenzel M, Korves B, Mösges R (1994) Dekompression des Nervus opticus nach Frakturen des Riechschädels mit Hilfe von CAS (Computer Assisted Surgery). Laryngo Rhino Otol 73: 274–276

50. Leksell L (1949) Stereotaxic apparatus for intracerebral surgery. Acta Chir Scand 99: 229–233

51. Lenarz T, Heermann R (1999) Image-guided and computer-aided surgery in otology and neurotology: Is there already a need for it? (editorial). AJO 20: 143–144

52. Luxenberger W, Köle W, Stammberger H, Reittner P (1999) Computerunterstützte Nasennebenhöhlenchirurgie – Der Standard von morgen? Laryngo Rhino Otol 78: 318–326

53. Maciunas RJ, Fitzpatrick JM, Galloway RL Jr, Allen DS (1993) Extreme levels of application accuracy are provided by implantable fiducial markers for interactive image-guided neurosurgery. In: Maciunas RJ (ed) Interactive image-guided neurosurgery. AANS Publications, USA, p 261–270

54. Mann W, Klimek L (1998) Indications for computer-assisted surgery in otolaryngology. Comp Aided Surg 3: 202–204

55. Mann WJ, Ecke U (2000) Application of navigation systems in skull base surgery. Otolaryngol Pol 54: 273–276

56. Mehdorn HM, Schrader B, Nabavi A, Hempelmann R (2000) Neuronavigation im Bereich der Schadelbasis. Laryngo Rhino Otol 79(7): 404–411

57. Metson R, Gliklich RE, Cosenza M (1998) A comparison of image guidance systems for sinus surgery. Laryngoscope 108: 1164–1170

58. Metson RB, Cosenza MJ, Cunningham MJ, Randolph GW (2000) Physicians experience with an optical image guidance system for sinus surgery. Laryngoscope 110: 972–976

59. Mösges R, Klimek L (1993) Computer-assisted surgery of the paranasal sinuses. J Otolaryngol 22: 69–71

60. Muacevic A, Uhl E, Steiger HJ, Reulen HJ (2000) Accuracy and clinical applicability of a passive marker based frameless neuronavigation system. J Clin Neurosci 7: 414–418

61. Nabavi A, Manthei G, Blömer U, Kumpf L, Klinge H, Mehdorn HM (1995) Computergestütztes Operieren in der Neurochirugie. Radiologe 35: 573–577

62. Neumann AM Jr, Pasquale-Niebles K, Bhuta T, Sillers MJ (1999) Image-guided transnasal endoscopic surgery of the paranasal sinuses and anterior skull base. Am J Rhinol 13: 449–454

63. Nitsche N, Hilbert M, Straßer G, Schulz HJ, Wunderlich A, Arnold W (1993) Einsatz eines berührungsfreien computergestützten Orientierungssystems bei Nasennebenhöhlenoperationen II. Anatomische Studien und erste klinische Erfahrungen. ORL Nova 3: 173–179

64. Nitsche N, Hilbert M, Straßer G, Tümmler HP, Arnold W (1993) Einsatz eines berührungsfreien computergestützten Orientierungssystems bei Nasennebenhöhlenoperationen. I. Technische Grundlagen der Sonarstereometrie. ORL Nova 3: 57–64

65. Ohhashi G, Kamio M, Abe T, Otori N, Haruna S (2001) Endoscopic transnasal approach to the pituitary lesions using navigation system (InstaTrak System). Acta Neurochir (Wien) 143: 501–503

66. Olson G, Citardi MJ (2000) Image-guided functional endoscopic sinus surgery. Otolaryngol Head Neck Surg 123: 188–194

67. Reinhardt H, Meyer H, Amrein E (1988) A computer assisted device for the intra-operative CT-controlled localization of brain tumours. Eur Surg Res 20: 51–58

68. Reinhardt HF, Horstmann GA, Gratzl O (1993) Sonic stereometry in microsurgical procedures for deep-seated brain tumors and vascular malformations. Neurosurgery 32: 51–57

69. Roberts DW, Strohbehn JW, Hatch JF, Murray W, Kettenberger H (1986) A frameless stereotactic integration of computerized tomographic imaging and the operating microscope. J Neurosurg 65: 545–549

70. Samii A, Brinker T, Kaminsky J, Lanksch WR, Samii M (2000) Navigation-guided opening of the internal auditory canal via the retrosigmoid route for acoustic neuroma surgery: cadaveric, radiological, and preliminary clinical study. Neurosurgery 47: 382–387

71. Santler G (2000) 3-D COSMOS – a new 3-D model based computerised operation simulation and navigation system. J Craniomaxillofac Surg 28: 287–293

72. Schlöndorff G, Mösges R, Meyer-Ebrecht B, Krybus W, Adams L (1989) CAS (computer assisted surgery). Ein neues Verfahren in der Kopf- und Halschirurgie. HNO 37: 173–179

73. Sedlmaier B, Schleich A, Ohnesorge B, Jovanovic S (2001) Das NEN-HNO-Navigationssystem. Erste klinische Anwendung. HNO 49: 523–529

74. Suess O, Kombos T, Kurth R, Suess S, Mularski S, Hammersen S (2001) Intracranial image-guided neurosurgery: Experience with a new electromagnetic navigation system. Acta Neurochir (Wien) 143(9): 927–934

75. Sumanaweera TS, Adler JR Jr, Napel S, Glover GH (1994) Characterization of spatial distorsion in magnetic resonance imaging and its implications for stereotactic surgery. Neurosurgery 35: 696–703

76. Thumfart WF, Freysinger W, Gunkel AR, Truppe MJ (1997) 3D image-guided surgery on the example of the 5,300-year-old Innsbruck iceman. Acta Otolaryngol (Stockh) 117: 131–134

77. Vogele M, Freysinger W, Bale R, Gunkel AR, Thumfart WF (1997) Einsatz der ISG Viewing Wand am Felsenbein. Eine Modellstudie. HNO 45: 74–80

78. Vorbeck F, Cartellieri M, Ehrenberger K, Imhof H (1998) Experiences in intraoperative computer-aded navigation in ENT sinus surgery with the Aesculap navigation system. Comp Aided Surg 3: 306–311

79. Vorbeck F, Cartellieri M, Ehrenberger K, Imhof H (2000) Intraoperative navigation in paranasal sinus surgery with the Philips „Neuroguide" system. Radiologe 40: 227–232

80. Vrionis FD, Foley KT, Robertson JH, Shea JJ III (1997) Use of cranial surface anatomic fiducials for interactive image-guided navigation in the temporal bone: a cadaveric study. Neurosurgery 40: 755–763

81. Watanabe E, Watanabe T, Manaka S, Mayanagi Y, Takakura K (1987) Three-dimensional digitizer (Neuronavigator): new equipment for computer tomography-guided stereotaxic surgery. Surg Neurol 27: 543–547

82. Watzinger F, Birkfellner W, Wanschitz F, Ziya F, Wagner A, Kremser J (2001) Placement of endosteal implants in the zygoma after maxillectomy: a cadaver study using surgical navigation. Plast Reconstr Surg 107(3): 659–667

83. Zinreich SJ, Tebo SA, Long DM et al. (1993) Frameless stereotaxic integration of CT imaging data: Accuracy and initial applications. Radiology 188: 735–742

KAPITEL 8

Fragensammlung zur Selbstkontrolle 8

Zusammengestellt von E. BIESINGER

Zur Beachtung: Es können mehrere der angebotenen Lösungen oder auch gar keine richtig sein.

1. a) Chronische Entzündungen der Nasennebenhöhlen sollen mit einer Inzidenz von 20–25 % auftreten.
    b) Unter einem Pyosinus versteht man Eiter in einer Nasennebenhöhle, der aus einer anderen Nebenhöhle stammt.
    c) Die Entwicklung der Nasennebenhöhlen beginnt im 3.–4. Lebensmonat.

2. a) Das Siebbeinzellsystem ist im Gegensatz zu den anderen Nasennebenhöhlen bei Geburt im Prinzip schon in endgültiger Form vorhanden.
    b) Die Keilbeinhöhle ist bereits im 3. und 4. Fetalmonat als Paleosinus vorhanden.
    c) Das Dach der Keilbeinhöhle grenzt an die hintere Schädelgrube und die Pons.

3. a) Als Ausbreitungswege bei sinugenen Komplikationen kommt in erster Linie die Fortleitung entlang arterieller Gefäße und Lymphwege in Frage.
    b) Ein wichtiger Infektionsweg zur Ausbreitung sinugener Komplikationen ist das direkte Übergreifen durch dünne Knochenwände oder gegebenenfalls auch angeborene bzw. durch Trauma erworbene Dehiszenzen im Bereich z. B. der Rhinobasis.
    c) Ein weiterer wichtiger Infektionsweg stellt die Ausbreitung entlang venöser Gefäße dar.

4. a) Im Stadium II einer orbitalen Komplikation können bei fast allen Patienten (95 %) eine periorbitale Schwellung und ein Ödem der Orbita festgestellt werden.
    b) Nennenswerte bulbäre Bewegungseinschränkungen sind erst im Übergang zu Stadium III einer orbitalen Komplikation (subperiostaler Abszess) sichtbar.
    c) Das Stadium VI der orbitalen Komplikation (Orbitaphlegmone, oder intraorbitaler Abszess) ist durch starke Schmerzen und anhand einer massiven Bulbusprotusion mit maximaler Einschränkung der Bulbusbeweglichkeit gekennzeichnet.

HNO Praxis heute 22
E. Biesinger, H. Iro (Hrsg.)
© Springer-Verlag Berlin Heidelberg 2002

d) Bedingt durch die obligatorische Stauungspapille bei der Sinus-cavernosus-Thrombose besteht ein ausgeprägter Visusverlust und es können zudem retinale Einblutungen sichtbar sein.

e) Durch die venöse Verbindung zur gesunden Seite kann sich eine Entzündung auch auf das noch unbeteiligte Auge ausbreiten und zu einer vollständigen Erblindung führen.

f) Bei orbitalen Komplikationen findet sich in der Regel immer freier Eiter im Bereich des mittleren Nasenganges.

5. a) Bereits ab Stadium III der orbitalen Komplikation ist dringlich ein operativer Eingriff angezeigt.

b) Eine durch Druck erzeugte Perfusionsstörung der A. centralis retinae führt erst nach ca. 3 – 5 h zu einem bleibendem Sehverlust oder einer Erblindung.

c) Bei Vorliegen einer Sinus-cavernosus-Thrombose ist eine maximalchirurgische und antibiotische Therapie indiziert. Zusätzlich muss die Gabe von Antikoagulanzien wie Heparin oder Streptokinase erwogen werden.

6. a) Die sinugene Meningitis stellt in der Literatur die häufigste intrakranielle Komplikation dar und weist trotz intensiver antibiotischer und chirurgischer Therapie immer noch Mortalitätsraten von 45 % auf.

b) Das epidurale Empyem entsteht typischerweise an der Hinterwand der Stirnhöhle und zeigt als Symptome immer neurologische Defizite.

c) Obwohl die Abgrenzung zum übrigen Subarachnoidalraum relativ gut ist, findet sich beim subduralen Empyem immer eine massive Erhöhung der Zellzahl.

d) Erste Zeichen eines subduralen Empyems können Krampfanfälle sein.

7. a) Das Frontalhirn und insbesondere die Grenzzone zwischen grauer und weißer Hirnsubstanz sind die bevorzugten Lokalisationen eines Hirnabszesses aufgrund einer sinugenen Komplikation mit Thrombophlebitis.

b) Neurologische Herzsymptome fehlen häufig bei Beeinflussung des Frontalhirnes, sodass die klinische Diagnose oft nicht einfach zu stellen ist.

c) In nur 30 % kommt es bei Patienten mit Frontalhirnabszess zu einer Beeinträchtigung des Bewusstseingrades.

8. a) Die häufigsten Erreger der Osteomyelitis des Stirnbeins sind Staphylokokken, Pneumokokken und Anaerobier.

b) Die Diagnose einer Osteomyelitis des Os frontale bzw. der Schädelbasis kann neben MRT und CT durch ein Szintigramm erhärtet werden.

c) Da im Falle einer Osteomyelitis im Bereich der Schädelbasis oft kein großzügiges Entfernen von Knochenmaterial möglich ist, besteht die Therapie der Wahl in einer langandauernden Gabe von gut in den Knochen diffundierenden Antibiotika. Gegebenenfalls sollte über den Einsatz einer hyperbaren Sauerstofftherapie nachgedacht werden.

d) Die Osteomyelitis des Oberkiefers kommt meist im Erwachsenenalter vor und hat selten eine dentogene Ursache.

9. a) Durch eine Stirnhöhlenmukozele kann es zur Destruktion des Orbitadaches und in Folge zu Doppelbildern und Bulbusmotilitätsstörungen kommen.
   b) Durch Mukozelen der Keilbeinhöhle und des hinteren Siebbeinsystems kann es häufig zu Schädigungen des Sehnervs kommen.
   c) Die meisten Mukozelen entstehen im lateralen Bereich der Stirnhöhle.
   d) Die Obliteration der Stirnhöhle hat sich vor allem in den Fällen bewährt, bei denen die Mukozelen weit lateral bzw. hinter einem engen Rezessus lokalisiert waren bzw. bereits Operationen der Stirnhöhle von außen vorrausgegangen sind.

10. a) Die nichtinvasiven Formen der Pilzerkrankung der Nasennebenhöhlen sind vertreten durch die bis heute noch diskutierte allergische Pilzsinusitis sowie das Myzetom.
    b) Bei der granulomatösen bzw. chronisch-invasiven Form der invasiven Pilzsinusitis kann es oft mehrere Wochen bis Monate dauern, bis Zephalgien, Visusminderung oder neurologische Symptome auftreten.
    c) Bei der akut fulminanten Verlaufsform kommt es zu einer hämatogenen Aussaat des Pilzmaterials und die Prognose der Erkrankung ist durchgehend schlecht mit häufig letalem Ausgang.

11. a) Zum Zeitpunkt der Erstdiagnose einer Neuritis des N. opticus kann in über 50 % der Fälle eine multiple Sklerose nachgewiesen werden.
    b) Zwar können pathologische Befunde bei der Neuritis nervi optici in 10 – 20 % aller Fälle im Bereich der Nebenhöhlen nachgewiesen werden. Bis heute ist jedoch ein sicherer Zusammenhang zwischen Entzündung der Nasennebenhöhlen und dem Auftreten von Beeinträchtigungen des N. opticus nicht nachgewiesen.

12. Computergestützte Navigation im Kopf-/Halsbereich bietet sich vor allem an bei

    a) anatomischen Veränderungen nach Traumen, Neoplasien oder Dysplasien,
    b) bei der Fremdkörpersuche,
    c) bei minimal-invasiven Zugangswegen,
    d) bei großen Halstumoren.

13. Überprüfen Sie folgende Aussage:

    Die Genauigkeit von computergestützten Navigationen ist in höherem Maße von der heute zur Verfügung stehenden technischen Ausführung abhängig als vom Bildsatz der Radiologie.

14. Bei der Beschaffung von computergestützter Navigation im Kopf-/Halsbereich gelten folgende Grundsätze:

    a) Investitionskosten von bis zu 150–200 Euro müssen eingeplant werden.
    b) Durch die Einführung im OP kann Personal eingespart werden.
    c) Es muss ein ausreichend langer Support durch den Hersteller
       (ca. 5 Jahre) mit eingeplant und ausgehandelt werden.
    d) Die heutigen Geräte sind so ausgereift, dass sie mindestens 10 Jahre lang
       die Anforderungen perfekt erfüllen können.

15. Überprüfen Sie folgende Aussage:

    Im Gegensatz zum MRT sind CT-erhobene Datensätze zur Verwendung mit
    Navigationssystemen besser geeignet, weil sie eine engere Schnittführung
    zulassen.

16. Referenzierungssysteme

    a) dienen zum Abgleich und der Korrelation zwischen Patient und Bilddatensatz bei computergestützter Navigation,
    b) können durch Ultraschallmessung ersetzt werden,
    c) verwenden Schraubmarker, Klebemarker und Oberkieferplatten zur
       Registration,
    d) haben sich im HNO-Bereich insbesondere als so genannte Headset-
       Registration durchgesetzt.

17. Die heutigen modernen Navigationssysteme ermöglichen

    a) eine „image fusion" mit Einbindung unterschiedlicher Bildgebungsverfahren,
    b) ein blutfreies und risikofreies Operieren,
    c) eine Bedienung ausschließlich durch den Operateur,
    d) eine deutliche Reduktion der Operationszeiten.

18. Unter Idiosynkrasie versteht man

    a) eine hereditäre Erkrankung mit Intelligenzverlust,
    b) eine immunologische Erkrankung,
    c) eine nicht immunologisch bedingte Überempfindlichkeit gegen
       Nahrungsmittel und Nahrungsmittelzusatzstoffe,
    d) eine besondere Form der Glutenintoleranz.

19. Überprüfen Sie folgende Aussage:

    Die Sensibilisierung bei Nahrungsmitteln erfolgt bei Kindern hauptsächlich
    über die Darmschleimhaut, bei Erwachsenen über die Schleimhäute.

20. Folgende Begriffe beschreiben Unverträglichkeiten auf immunologischer Basis:

    a) Idiosynkrasie,
    b) Glutenintoleranz,
    c) Laktasemangel,
    d) pollenassoziierte Nahrungsmittelallergie.

21. Überprüfen Sie folgende Aussage:

    Gekochte Kuhmilch kann keine Nahrungsmittelallergie auslösen, weil Laktoglobin und α-Laktalbumin hitzelabil sind.

    a) Gesamtaussage falsch.
    b) Erste Aussage falsch.
    c) Zweite Aussage falsch.

22. Nahrungsmittelallergien im Kindesalter

    a) beruhen häufig auf einer Unverträglichkeit von Hühnerei,
    b) sind häufig geprägt von einer Allergie gegen Tropomyosin,
    c) verlieren sich in vielen Fällen im Laufe des Lebens,
    d) können pollenassoziiert sein.

23. Pollenassoziierte Nahrungsmittelallergien können beim Genuss folgender Nahrungsmittel in Erscheinung treten:

    a) Sellerie,
    b) Beifuß,
    c) Avocado,
    d) Esskastanie.

24. Latexallergien sind häufig mit einer Nahrungsmittelallergie gegen

    a) Kiwi,
    b) Avocado,
    c) Banane und
    d) Esskastanie

    vergesellschaftet.

25. Zur Diagnostik einer Nahrungsmittelallergie sind zwingend erforderlich:

    a) orale Exposition,
    b) Scratch-Test mit Nahrungsmittelextrakten,
    c) Prick-Test mit Nahrungsmittelextrakten,
    d) Prick-Test mit Nativnahrungsmittel.

26. Eine korrekte Otoplastik beeinflusst positiv

   a) die Klangqualität,
   b) das Rückkoppelungsverhalten,
   c) die Kaubewegungen,
   d) das Okklusionsgefühl.

27. Unter Resonanz versteht man

   a) eine besondere Schwingungsfähigkeit des Trommelfelles,
   b) die Verstärkung eines Schalls in einem abgeschlossenen Raum,
   c) ein Echo,
   d) die Rückkopplung eines Hörgerätes.

28. Ein Hörgerät

   a) hat Hi-Fi-Qualität,
   b) kann mit Hilfe einer offenen Versorgung das Okklusionsgefühl beseitigen,
   c) kann auch Frequenzen über 6000 Hz übertragen,
   d) lässt bei einer Hochtonschwerhörigkeit die tieferen, nicht betroffenen Frequenzen passieren.

29. Überprüfen Sie folgende Aussagen:

   a) Ein langer Zapfen bei der Otoplastik führt zu einer passiven Schallverstärkung im Tieftonbereich.
   b) Eine Bohrung der Otoplastik ist meist unnötig.
   c) Die Öffnung des Schallkanals einer Otoplastik soll zur Gehörgangswand weisen.
   d) Eine Kralle kann einem HdO-Gerät ausreichenden Halt an der Ohrmuschel bieten.

30. Wundschleimhautbrennen

   a) kommt hauptsächlich bei Männern vor,
   b) ist immer somatisch,
   c) kann Zeichen einer Kandidose sein,
   d) kann durch Zähneknirschen, Saugen oder Zungenpressen ausgelöst sein.

31. Folgende Allgemeinerkrankungen verursachen Zungenbrennen:

   a) HWS-Syndrom,
   b) Pellagra,
   c) paraneoplastische Syndrome,
   d) Plummer-Vinson-Syndrom.

32. Zur Diagnostik bei Zungenbrennen gehören

    a) gynäkologische und psychosoziale Anamnese,
    b) Arbeitsplatzanamnese,
    c) gastrointestinale Untersuchung,
    d) Geruchs- und Geschmackstest.

33. Die Lebensqualitätsforschung

    a) spielt im HNO-Bereich keine Rolle,
    b) beeinflusst die medizinische Therapieauswahl,
    c) dient zur Evaluierung des Erfolges von medizinischen Interventionen,
    d) berücksichtigt auch die Interessen von Patienten/Patientinnen.

34. Untersuchungen zur Lebensqualität umfassen folgende Dimensionen

    a) somatische Dimension,
    b) psychische Dimension,
    c) soziale Dimension,
    d) finanzielle Dimension.

35. Zur Erfassung der Lebensqualität bezüglich HNO eignet sich besonders

    a) der Functional Living Index Cancer (FLIC),
    b) die TWiST-Methode,
    c) der Spitzer-Index,
    d) der EORTC QLQ-HN35.

Antworten zur Fragensammlung

1. b	13. Aussage ist falsch	25. a
2. a	14. a, c	26. a, b
3. b, c	15. Aussage ist richtig	27. b
4. a, b, c, d, e	16. a, c, d	28. Keine Aussage ist richtig
5. a, c	17. a	29. a, c
6. a, d	18. c	30. a, c, d
7. a, b	19. Aussage ist richtig	31. b, c, d
8. a, b, c	20. d	32. a, b, c, d
9. a, b, d	21. a, b	33. b, c, d
10. a, b, c	22. a, c, d	34. a, b, c
11. b	23. a, b, c, d	35. d
12. b, c	24. a, b, c, d	

Sachverzeichnis

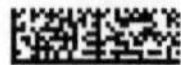